作業—その治療的応用 2

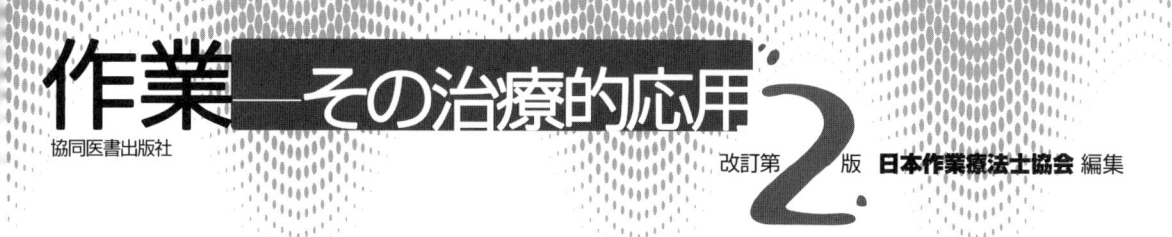

協同医書出版社

改訂第2版　日本作業療法士協会 編集

編集委員 （五十音順）

　石井　良和（群馬パース大学リハビリテーション学部作業療法学科）
○岩瀬　義昭（鹿児島大学名誉教授）
　大熊　　明（あおぞらケア・リハビリ）
　加藤　寿宏（関西医科大学リハビリテーション学部作業療法学科）
　佐藤　浩二（仁泉会畑病院リハビリテーション部）
　志井田太一（北九州市立総合療育センター西部分所）
　菅原　洋子（福岡国際医療福祉大学医療学部作業療法学科）
　塚原　正志（神戸学院大学総合リハビリテーション学部作業療法学科）
　山根　　寛（「ひとと作業・生活」研究会）

（○は編集委員長）

執筆者一覧 (執筆順)

岩瀬　義昭（鹿児島大学名誉教授）〔第1部〕

佐藤　陽子（元・信州大学医学部保健学科）〔革細工〕

浅沼　辰志（専門学校社会医学技術学院）〔木工〕

佐藤　浩二（仁泉会畑病院リハビリテーション部）〔陶芸〕

矢野　高正（大分リハビリテーション専門学校作業療法士科）
　　　　　〔陶芸（執筆協力）〕

川上千鶴子（元・九州労災病院中央リハビリテーション部）〔織物〕

山田　大豪（兵庫医科大学リハビリテーション学部作業療法学科）〔モザイク〕

砂原　伸行（金沢大学医薬保健研究域保健学系）〔籐細工〕

大熊　　明（あおぞらケア・リハビリ）〔紙細工〕

奈良　篤史（東京大学医学部附属病院リハビリテーション部〔紙細工〕

千島　　亮（名古屋大学大学院医学系研究科）〔紙細工（執筆協力）〕

秋田　督子（元・七沢リハビリテーション病院脳血管センター作業療法科）
　　　　　〔マクラメ〕

塚原　正志（神戸学院大学総合リハビリテーション学部作業療法学科）
　　　　　〔銅板細工〕

志井田太一（北九州市立総合療育センター西部分所）〔手芸〕

中島千鶴子（元・北九州市テクノエイドセンター）〔手芸（執筆協力）〕

山根　　寛（「ひとと作業・生活」研究会）〔描画，園芸〕

石井　良和（群馬パース大学リハビリテーション学部作業療法学科）〔料理〕

山崎　郁子（植草学園大学保健医療学部リハビリテーション学科）〔音楽活動〕

早川　　昭（元・ながおか医療生活協同組合ながおか生協診療所）〔散歩・外出〕

浅海奈津美〔ボールゲーム〕

大塚　信行（ケアレジデンス風の街）〔ダンス・踊り〕

加藤　寿宏（関西医科大学リハビリテーション学部作業療法学科）〔遊び〕

目　次

第1部　治療的応用の考え方　*1*

第2部　作業の治療的応用　*13*
　　1　革細工　*15*
　　2　木　工　*23*
　　3　陶　芸　*33*
　　4　織　物　*43*
　　5　モザイク　*53*
　　6　籐細工　*63*
　　7　紙細工　*69*
　　8　マクラメ　*79*
　　9　銅板細工　*87*
　10　手　芸　*95*
　11　描　画　*105*
　12　料　理　*113*
　13　園　芸　*121*
　14　音楽活動　*131*
　15　散歩・外出　*139*
　16　ボールゲーム　*149*
　17　ダンス・踊り　*157*
　18　遊　び　*165*

索　引　*182*

第1部

治療的応用の考え方

「作業―その治療的応用」第2版の位置づけ

　本書の改訂については，(社)日本作業療法士協会(以下，協会と略します)理事会から委嘱されました．そのため，協会が過去に集積した学問的データに加えて，協会が公表した作業療法に関する考え方に基づいて編集する方針をとることとしました．方針の1つ目は，「作業療法学の構造について(答申)」(昭和62年，作業療法学研究委員会)に示された「基礎作業学」の大枠を踏まえることです．作業療法学全書の前に『作業―その治療的応用』が刊行されているのですが，作業療法学全書が発刊された後も需要が続きました．その需要がどうして続いているのか？という原因に配慮することが，2つ目の方針です．3つ目の方針は，『作業―その治療的応用』と『作業療法学全書』の内容をできるだけ重複させないようにすることです．

　1つ目の方針である大枠について説明します．「作業療法学の構造について(答申)」は作業療法学を8項目の構造としていました．そして，その内容は平成元年改正の「理学療法士作業療法士学校養成施設指定規則」と「理学療法士作業療法士養成施設指導要領」にも反映されていました．そのため，『作業療法学全書 第2巻 基礎作業学［第1版］』の構成は，法律の内容をふまえたものとなっていました．

　しかしながら，『作業療法学全書 第2巻 基礎作業学［改訂第2版］』の編集方針は，『作業―その治療的応用』と重複する作業技術(基礎技法の各項目)を割愛し，包括的作業分析と限定的作業分析に多くの紙面を充てることになりました．

　ここから2つ目の方針につながっていきます．この削られた作業技術(基礎技法)を教えるため使われていることが，『作業―その治療的応用』需要の要因の1つとなっています．また，教える教員はさまざまな考え方をしている方々がいますから，教員によっては『作業―その治療的応用』の総論・各論の障害・症例研究を学習資源(教授媒体)としているようです．これが需要の2つ目の原因と考えられます．これをあらわすのが学校養成施設での使われかたでした．

　3つ目の方針は，購入者の「厚く 重く 高い」という評判を配慮して『作業療法学全書 第2巻 基礎作業学［改訂第2版］』が記載している事項と(社)日本作業療法士協会学術部が編纂した『作業療法事例集』の内容との重複をできるだけ避けることでした〔補遺1 (p.8)参照〕．

作業と作業活動および活動

　この3つのことばの定義には，さまざまな問題があるようです．本書は『作業―その治療

的応用』の改訂版ですので「作業」ということばをそのまま使います．詳細は**補遺2**（p.9）に記しておきましたのでご参照下さい．

作業の分類

作業の分類に関しましても先に説明したことと同じような状況があります（このことについても詳細を**補遺3**（p.10）に記しておきましたのでご参照下さい）が，協会の指針である作業療法ガイドライン（1996年度版）の5分類を紹介します（表1）．しかし，本書は皆さんの使いやすさを考慮して種目の性格に応じて大きく3つにグループ分けして配列してあります．

表1　作業療法の手段

Ⅰ．各種作業活動
　1．生活活動
　　　食事，更衣，排泄，入浴，整容・衛生等のセルフケア
　　　起居，移動・移乗，物品・道具・遊具の操作
　　　家事，安全・金銭・健康等の自己管理を含む生活維持管理活動
　　　その他
　2．手工芸等の活動（基本的動作・準備活動を含む）
　　　革細工，木工，陶芸，織物，編み物，モザイク，籐細工，はり絵等の手工芸
　　　絵画，音楽，写真，書道，生け花，茶道，俳句・川柳等の芸術活動
　　　囲碁，将棋，オセロ，トランプ，輪投げ，ジグソー，ペグボード，その他各種ゲーム
　　　花壇作り，菜園作り等の園芸
　　　その他
　3．身体運動活動（基本的動作・準備活動を含む）
　　　ブランコ，滑り台，トランポリン，スクーターボード，その他感覚・運動遊び
　　　ゲートボール，風船バレー，ダンス，体操，その他の軽スポーツ活動
　　　その他
　4．仕事・学習活動
　　　書字，計算，ワードプロセッサ，コンピュータ
　　　その他
　5．生活圏拡大活動
　　　公共交通機関の利用，一般交通の利用
　　　各種社会資源の利用
　　　その他
Ⅱ．用具の提供
　　　（略）
Ⅲ．相談・指導・調整
　　　（略）

治療的応用の考え方

　治療的応用も協会の指針に基づいて作業療法ガイドライン(1996年度版)の枠組みを活用します(詳細を**補遺4**(p.11)に記しておきましたのでご参照下さい)．各作業についての紹介

表2　作業療法　治療・援助・指導　――一般的な内容――

内容	領域	医療	保健　　福祉　　教育　　職業			
基本的能力	運動	協調性・巧緻性改善 筋力強化・筋再教育 関節可動域拡大 姿勢・運動パターン改善 全身持久力改善 その他	身体運動機能の維持・悪化防止 代償方法の指導・援助			
	感覚・知覚	感覚・知覚再教育 感覚・運動の統合向上 代償促進 その他	感覚・知覚機能の維持，低下防止 代償方法の指導・援助			
	認知・心理的	認知・心理的諸機能の改善 代償促進 その他	認知・心理的機能の維持，低下防止 代償方法の指導・援助			
応用的能力	起居・移動	起居・移動・歩行の改善 その他	起居・移動・歩行の維持，低下防止 代償方法の指導・援助			
	上肢動作	上肢運動機能の改善 その他	上肢運動機能の維持，低下防止 代償方法の指導・援助			
	身辺処理	セルフケアの改善，維持，低下防止 代償方法の指導・援助				
	知的・精神的能力	知的・精神的機能の改善，維持，低下防止 代償方法の指導・援助				
	代償手段の適用	車椅子，各種装具適用準備 自助具の適用			補装具の適用 ・使用指導	
社会的適応能力	個人生活適応	生活活動のシミュレーション訓練	生活諸活動の改善，維持，低下防止 代償方法の指導・援助			
	社会生活適応	社会的関係機能の改善，維持，低下防止 代償方法の指導・援助				
	職業的適応	職業準備状態の強化・維持 代償方法の指導・援助				就労訓練
	余暇活動	余暇活動への動機づけ，指導・援助				
環境資源	人的資源	人的環境の調整・利用				
	物理的資源	物理的環境の調整・利用				

表3

臨床作業療法部門自己評価表

平成9年3月15日
社団法人　日本作業療法士協会

部門名		評価年月日		評価者名		得点	/70

評価項目　　　　　　　　　　　　　　　　　　　　　　　　　　評価

Ⅰ　施設全体における作業療法（関連）部門の位置付け

1. 作業療法（関連）部門を統括するポストが設けられているか　　　　はい　いいえ　どちらともいえない　該当せず
2. 作業療法（関連）部門を統括するポストに作業療法士が配置されているか　はい　いいえ　どちらともいえない　該当せず
3. 作業療法（関連）部門の統括者が作業療法士でない場合，統括者の職務及び作業療法士への権限委譲の内容が明らかであるか　はい　いいえ　どちらともいえない　該当せず
4. 作業療法（関連）部門に適正な作業療法士数が配置されているか　　はい　いいえ　どちらともいえない　該当せず
5. 作業療法（関連）部門の職員室はあるか　　　　　　　　　　　　　はい　いいえ　どちらともいえない　該当せず
6. 作業療法（関連）部門の意見・提案を取り上げる体がとられているか　はい　いいえ　どちらともいえない　該当せず
7. 施設内の関係委員会等へ作業療法士が委員として参画しているか　　はい　いいえ　どちらともいえない　該当せず
8. 作業療法（関連）部門へのアクセスは利用者の立場から配慮されているか　はい　いいえ　どちらともいえない　該当せず
9. 作業療法（関連）部門の物理的空間は十分か　　　　　　　　　　　はい　いいえ　どちらともいえない　該当せず

Ⅱ　業務管理

＊1. 作業療法（関連）部門の事業計画は年度初めに職員に明らかにされているか　はい　いいえ　どちらともいえない　該当せず
＊2. その事業計画は組織全体の事業計画に合致しているか　　　　　　　はい　いいえ　どちらともいえない　該当せず
＊3. 作業療法（関連）部門の業務内容を，年度末等に点検しているか　　はい　いいえ　どちらともいえない　該当せず
＊4. 作業療法（関連）部門における職員の組織図が明らかにされているか　はい　いいえ　どちらともいえない　該当せず
＊5. 作業療法職員の職務（担当・役割）が明らかにされているか　　　　はい　いいえ　どちらともいえない　該当せず
＊6. 作業療法（関連）部門の運営会議は定期的にもたれているか　　　　はい　いいえ　どちらともいえない　該当せず
＊7. 毎年の作業療法業務実績は明らかにされているか　　　　　　　　　はい　いいえ　どちらともいえない　該当せず
＊8. 職員の業務量は適切に配分されているか　　　　　　　　　　　　　はい　いいえ　どちらともいえない　該当せず
9. 就業規則は明示されているか　　　　　　　　　　　　　　　　　　はい　いいえ　どちらともいえない　該当せず
＊10. 作業療法倫理綱領（例えば日本作業療法士協会倫理綱領）は遵守されているか　はい　いいえ　どちらともいえない　該当せず

Ⅲ　人事管理

1. 作業療法士の採用（決定）に作業療法士が関与しているか　　　　　はい　いいえ　どちらともいえない　該当せず
2. 作業療法（関連）部門の産児休暇・育児休暇者の代替員の雇用は可能か　はい　いいえ　どちらともいえない　該当せず
3. 作業療法（関連）部門の休職者の代替員の雇用は可能か　　　　　　はい　いいえ　どちらともいえない　該当せず
4. 作業療法（関連）部門職員の健康診断は定期的に実施されているか　　はい　いいえ　どちらともいえない　該当せず
5. 作業療法（関連）部門の職員が休息するための時間，空間等が十分確保されているか　はい　いいえ　どちらともいえない　該当せず
6. 作業療法（関連）部門の職員の年次休暇は適切にとられているか　　はい　いいえ　どちらともいえない　該当せず

Ⅳ　設備・備品・消耗品管理

1. 作業療法（関連）部門の清掃，消毒，リネン交換，洗濯は定期的に行われているか　はい　いいえ　どちらともいえない　該当せず
2. 作業療法（関連）部門における物品等の収納のスペースは十分備わっているか　はい　いいえ　どちらともいえない　該当せず
3. 作業療法（関連）部門の物品は常に補充されているか　　　　　　　はい　いいえ　どちらともいえない　該当せず
4. 作業療法（関連）部門の設備・備品の機能は定期的に保守点検されているか　はい　いいえ　どちらともいえない　該当せず
＊5. 作業療法（関連）部門室内の整理・整頓は行き届いているか　　　　はい　いいえ　どちらともいえない　該当せず

Ⅴ　対象者への評価に関すること

＊1. 評価に必要な各種用具・用紙は整備されているか　　　　　　　　　はい　いいえ　どちらともいえない　該当せず
＊2. 全ての対象者について医学的情報等関連する情報の収集が十分行われているか　はい　いいえ　どちらともいえない　該当せず
＊3. 全ての対象者について評価のまとめの書式がつくられているか　　　はい　いいえ　どちらともいえない　該当せず

＊印は，作業療法(関連)部門単独で改善に向けて努力することが可能な，作業療法(関連)部門における自己完結的業務の評価項目(全40項目)．

＊4	全ての対象者に初回評価を行っているか	はい　いいえ　どちらともいえない　該当せず
＊5	全ての対象者に最終評価を行っているか	はい　いいえ　どちらともいえない　該当せず
＊6	全ての対象者について必要に応じて中間・再評価を行っているか	はい　いいえ　どちらともいえない　該当せず
＊7	対象者または家族に評価内容を説明し，了解（同意）を得ているか	はい　いいえ　どちらともいえない　該当せず
＊8	評価技術に関する上級者（作業療法士）による指導体制は備わっているか	はい　いいえ　どちらともいえない　該当せず

Ⅵ　対象者への作業療法治療定義（援助・指導）に関すること
* ＊1　全ての対象者に対し作業療法初回プログラムを作成し明示しているか　　はい　いいえ　どちらともいえない　該当せず
* ＊2　全ての対象者に対し必要に応じて作業療法プログラムを組立て直しているか　はい　いいえ　どちらともいえない　該当せず
* ＊3　作業活動種目は幅広い範囲から選択されているか　　はい　いいえ　どちらともいえない　該当せず
* ＊4　治療（援助・指導）に必要な設備，備品，消耗品は整備されているか　はい　いいえ　どちらともいえない　該当せず
* ＊5　全ての対象者または家族に治療（援助・指導）内容を説明し了解（同意）を得ているか　はい　いいえ　どちらともいえない　該当せず
* ＊6　全ての対象者に対し，必要に見合ったスケジュールが組まれているか　はい　いいえ　どちらともいえない　該当せず
* ＊7　全ての対象者に対し，フィードバックを得ながら治療（援助・指導）を進めているか　はい　いいえ　どちらともいえない　該当せず
* ＊8　治療（援助・指導）技術に関する上級者（作業療法士）による指導体制は備わっているか　はい　いいえ　どちらともいえない　該当せず

Ⅶ　記録（文書）管理
* ＊1　作業療法実施件数は毎回記録されているか　はい　いいえ　どちらともいえない　該当せず
* ＊2　毎回の作業療法について年月日，時間，作業療法実施内容，担当者名が記録されているか　はい　いいえ　どちらともいえない　該当せず
* ＊3　カンファランス，症例検討等の内容は毎回記録され，保管されているか　はい　いいえ　どちらともいえない　該当せず
* ＊4　他部門，他機関への報告の写しは保管されているか　はい　いいえ　どちらともいえない　該当せず
* ＊5　全ての作業療法記録は必要保存期間に従って保管されているか　はい　いいえ　どちらともいえない　該当せず

Ⅷ　リスク管理
* 1　緊急時対応器具類は配備されているか　はい　いいえ　どちらともいえない　該当せず
* 2　施設内感染防止対策は実施されているか　はい　いいえ　どちらともいえない　該当せず
* ＊3　治療（援助・指導）器具類は定期的に点検をし，安全に管理されているか　はい　いいえ　どちらともいえない　該当せず
* ＊4　緊急時対策は明示されているか（マニュアルが備えられているか）　はい　いいえ　どちらともいえない　該当せず
* 5　防災訓練は定期的に実施されているか　はい　いいえ　どちらともいえない　該当せず

Ⅸ　他部門・他機関との連携
* 1　全ての対象者について作業療法への処方又は依頼に関する書類が保管されているか　はい　いいえ　どちらともいえない　該当せず
* 2　全ての対象者について他部門との間で治療（援助・指導）の方針は合意されているか　はい　いいえ　どちらともいえない　該当せず
* 3　カンファランス，症例検討等は定期的に行われているか　はい　いいえ　どちらともいえない　該当せず
* ＊4　全ての対象者の作業療法実施に関わるスケジュール変更等の連絡方法は確立しているか　はい　いいえ　どちらともいえない　該当せず
* ＊5　他部門に対する作業療法についての広報・宣伝を行っているか　はい　いいえ　どちらともいえない　該当せず
* 6　個々の対象者の作業療法終了時に，必要に応じて他機関との連携を行っているか　はい　いいえ　どちらともいえない　該当せず

Ⅹ　教育・研修・研究
* ＊1　作業療法学生の臨床教育（実習）を実施しているか　はい　いいえ　どちらともいえない　該当せず
* ＊2　作業療法学生の臨床教育（実習）内容について部門の方針は明示されているか　はい　いいえ　どちらともいえない　該当せず
* ＊3　作業療法士の新人教育を一定期間実施しているか　はい　いいえ　どちらともいえない　該当せず
* ＊4　部門内研修，施設内研修等は定期的に実施されているか　はい　いいえ　どちらともいえない　該当せず
* 5　外部の研修会・講習会等への参加が少なくとも1年に1度は保証されているか　はい　いいえ　どちらともいえない　該当せず
* 6　学会への参加，学会発表等のための旅費等は保証されているか　はい　いいえ　どちらともいえない　該当せず
* 7　業務上必要な図書は整備されているか　はい　いいえ　どちらともいえない　該当せず
* ＊8　研究に関する指導体制は整備されているか　はい　いいえ　どちらともいえない　該当せず

（日本作業療法士協会学術部・編：作業療法ガイドライン（1996年度版）．日本作業療法士協会，1997．より転載）．

は，作業の一般的特性(作業種目名，場所・材料・用具・管理，作業の備えている特性)と治療的活用(療法としての背景，活用，効果・応用・工夫等)の2本立てでされています．治療的活用では，「基本的能力・応用的能力・社会的適応能力・環境資源」「急性期・回復期・維持期」と「障害特性」の3つの軸を随時からめて記述しました．しかし，第2部 作業の治療的応用の各著者の作業療法技術提供の場が各領域・各時期・各圏域の多岐にわたっているためか，各著者の整理の仕方がやや異なります．みなさんの理解のために，作業療法ガイドライン(1996年度版)の作業療法治療・援助・指導(一般的内容)を1つの参照例として紹介します(**表2**)．

作業のリスク管理

日本の社会での風潮は権利擁護(アドボカシー)に動いています．治療・援助・指導の手段として作業を決めるときには対象者の権利を守る立場にたちましょう．また，サービス供給の側に働く作業療法士も権利を守られる必要があります．そのひとつの方法がリスク管理です．

また，リスク管理の視点は常に最善の作業療法サービスが提供されているか否かを自己点検する業務の一部でもあります．協会はその1つの方法として，臨床作業療法部門自己評価表(平成9年)を発表していますので活用して下さい(**表3**)．

補遺1　「作業療法学の構造について(答申)」は作業療法学を8項目の構造とし，作業療法学は「作業療法を実践するために必要な知識と技術」であるとする副題を添えている．ここで示された作業療法学の構造は，Ⅰ．人間の理解に関するもの，Ⅱ．障害の理解に関するもの，Ⅲ．作業に関するもの，Ⅳ．障害が作業に及ぼす影響に関するもの，Ⅴ．作業能力障害の評価に関するもの，Ⅵ．作業の適用に関するもの，Ⅶ．援助者としての態度に関するもの，Ⅷ．専門職に必要な知識と態度に関するものの8項目であった．このうち，Ⅲ．作業に関するものは，1．作業の概念に関する知識(基礎作業学)，2．作業の種類に関する知識(基礎作業学)，3．作業の要素に関する知識(作業分析学)，4．作業の学習に関する知識(作業心理学)，5．作業の教授法に関する知識(作業教育学)，6．作業と行為の発達に関する知識(作業発達学)，7．作業を実践する技術(作業技術学)から構成されていた．

これらの内容は，平成元年改正の「理学療法士作業療法士学校養成施設指定規則」と「理学療法士作業療法士養成施設指導要領」にも反映された．後者の別表1で示された授業科目において，基礎作業学で標準的に教授される内容は「1　基礎知識 (1)定義 (2)分類 (3)人と作業 (4)文化と作業，2　基礎技法 (1)基礎技法 (2)作業の分析 (3)指導法，3　実習(基礎技法の各項目について行う)」とされていた．

一方，『作業療法学全書 第2巻 基礎作業学［第1版］』の目次は，第1章 基礎知識　I．作業学とは，II．作業の分類，III．人間と作業，IV．文化と作業，V．作業分析．第2章 基礎技法　I．作業の分析，II．指導法．第3章 作業技術，となっている．

　平成13年度の学校養成施設は122校(129課程)であったが，『作業療法学全書 第2巻 基礎作業学［改訂第2版］』を使用した学校養成施設は84校，『作業―その治療的応用』を使用した学校養成施設は32校であった．

補遺2　3つの用語の定義については，『作業療法学全書 第2巻 基礎作業学［改訂第2版］』の学習課題(教育の一般目標)としてあげられ，説明されている．その学習課題は「作業，作業活動，活動の意味を区別して説明できる」であり，本文中で作業を「作業活動の総称(作業療法，作業パラダイム，作業分析，作業バランス，作業と健康，作業と生活，他)」，作業活動を「作業療法で用いる活動(日常生活活動，仕事・生産的活動，遊び，余暇活動，他)」，活動を「能動的に活発に動いたり，働いたりすること」としている．よって，作業療法学を教える教員も教わる学生も整理がされていることがらである．

　理学療法士及び作業療法士法(昭和40年，法137)第二条［定義］第2項では，「作業療法とは，身体又は精神に障害のある者に対し，主としてその応用的動作能力又は社会的適応能力の回復を図るため，手芸，工作，その他の作業を行わせることをいう」として「手芸，工作，その他の作業」を使用している．

　『作業―その治療的応用［第1版］』(昭和60年)は，作業療法の第2の特徴である治療手段の選択について「作業療法はその手段に作業，いわゆる活動(Activities)を選んでいる」と述べ，「作業・活動」もしくは「作業，活動」と使用している．

　一方，(社)日本作業療法士協会の定義(昭和60年)は，「作業療法とは，身体又は精神に障害のある者，またはそれが予測される者に対し，その主体的な活動の獲得を図るため，諸機能の回復，維持及び開発を促す作業活動を用いて治療・指導・援助を行うこと」として「作業活動」を使用している．

　『作業療法学全書 第2巻 基礎作業学［第1版］』(平成2年)は，(社)日本作業療法士協会の定義が作業と作業活動という言葉を使い分けた背景について，「(社)日本作業療法士協会で作業療法の定義が検討作成された時に(1982〜1985)，作業の概念が論議された．作業という用語が一般的に労役や生産のイメージをもたれる危険性があるとの意見から，作業，活動，アクティビティ，目的的活動，作業活動が提案されその中から作業活動という用語が最終的に採用された．しかし，そこでも作業活動の定義は正式になされていない」と述べている．

　この後，(社)日本作業療法士協会学術部によって編纂された『作業療法マニュアル9 作業療法用語集』(平成6年)では，「作業活動(作業)」と「作業(作業活動)」を併記している．

　しかしながら，作業療法ガイドライン(1996年度版)(平成8年)は，(社)日本作業療法士協会作業療法士業務指針(平成元年12月)で使われた「作業活動」という用語の使用を踏襲している．例えば作業療法の概要では，「……作業療法の治療(指導・援助)媒体としての作業活動……」等として使用している．作業療法ガイドライン(1996年度版)が述べる理由は，1に上述した協会による作業療法の定義の背景，2に理学療法士及び作業療法士法で使われていること，3に協会が提示した一

連の指針との整合性の3点である．そしてさらに，作業療法手段は，各種作業活動，用具の提供ならびに相談・指導・調整であるとしている．

ちなみに作業療法士業務指針は第15項目と第17項目において，以下のように「作業活動」という用語を使用している．

15「作業療法の実施　作業療法士は，患者の諸機能の改善・維持のため，種々の作業活動を用いて作業療法を実施するものとする．作業療法の内容には，基本的能力の改善・維持，応用能力の改善・維持，社会適応能力の改善・維持，環境調整及び家族指導，自助具・義肢・装具の製作と適合訓練が含まれる．」

17「作業療法技術　作業療法士は，患者の目的に応じた作業活動の選択及び実施を技術とする．また，環境調整，自助具・義肢・装具の製作及び適合訓練に必要な技術を持つものとする．」というように作業活動を使用している．

それにもかかわらず，『作業療法学全書　第12巻　作業療法関連用語解説 [第1版]』(平成8年)は「アクティビティ」と「活動」の用語については解説しているが，「作業」と「作業活動」については解説していない．

本書は，以上のような経緯があることを念頭におくとともに，現在作業療法ガイドライン(2002年度版)が作成されつつあることを配慮する立場にたつ．よって，本書では作業と作業活動を『作業療法学全書　第2巻　基礎作業学 [改訂第2版]』の提案である「作業は，作業活動の総称」というような明確な使い分けをしない．また，活動についても国際生活機能分類(第54回WHO総会，平成13年5月)が「活動とは，課題や行為の個人による遂行のことである」と定義している．

補遺3　『作業―その治療的応用 [第1版]』は，作業(作業活動)の分類方法を幾つか紹介しているが，それらは作業(作業活動)を作業療法の治療手段として取り扱っているものである．分類方法を紹介した上で，分類の第一義は適切な治療手段を見出すためのものであるから，分類方法については時代による表出性を考慮し柔軟に行うようにと述べている．

『作業療法学全書　第2巻　基礎作業学 [第1版]』も同様に幾つかの分類方法を紹介しているが，個体の生存に必要な作業(日常生活作業，生きる)，社会生活に必要な義務的な作業(仕事，働く)，自由な時間における作業(余暇作業，楽しむ)の3分類にしている．

作業療法ガイドライン(1996年度版)は，作業療法手段としての各種作業活動を生活活動，手工芸等の活動(基本的動作・準備活動を含む)，身体運動活動(基本的動作・準備活動を含む)，仕事・学習活動，生活圏拡大活動の5つに分けている．

『作業療法学全書　第2巻　基礎作業学 [改訂第2版]』は，日本の社会的・文化的背景を踏まえて分類するとして，山根の分類(ひととくらしの視点による分類，いきる・くらす，はたらく・うむ，あそぶ・つくる・たのしむ，つながる・ひろがる，やすむ)に触れながらも第1版の分類方法を踏襲している．また，分類は行為者の主観と為されている状況により同じ作業が分類変更されることを解説し，学習者の行動目標のひとつとして演習問題にしている．演習問題は，「行為者の意識(主観)によって作業分類が異なる．作業活動を10列挙し，キーワードに照らして，どの作業分類に当てはまるか討議せよ．」であるが，ひととひととの間に主観の違いがあることを気づかせるために適切な演習問題であるとともに，ひとにより違う視点がなぜできるのかを経験学習させる教材とも

なっている．ひととひととの間に主観の違いがあることに気づけば，対象者と治療者の間にも主観の違いがあることに気づくことができるであろう．ひとにより違う視点は，ひとの生活史や生活する場の民俗・習慣等々の要因によって形成される．これらのことを学ぶことにより，対象者の生活史や生活する場の民俗・習慣等々の要因を推し測る必要性を学ぶこととなろう．

　医療人である作業療法士が作業(作業活動)を分類するのは，適切な治療手段を見出すためである．ひとにより違う視点があることを学ぶことは，そのひとに適切な治療手段としての作業(作業活動)を客観的に選択する可能性を拡げる．このことは，対象者の権利擁護の観点(インフォームド・コンセント，インフォームド・チョイス，インフォームド・コオペレイション)から，倫理的にも重要である．

　作業(作業活動)は様々な要素を含む複合体であり，ひとの生活との相互的作用により複雑なあり様を表現する．それゆえ治療的活用が可能となるのであるが，一方では分類方法も要素を整理する視点やあり様を解釈する考え方によって様々な方法があると考える必要がある．どのような分類視点に立とうとも違う視点があることと，その視点が形成された歴史的経緯に留意すべきである．教育の場に立たれる方は自分の分類視点以外の手法を幅広く教授されたい．また，学ばれる方は上記図書の参考・引用文献に広くあたり多種の分類視点を読まれたい．

補遺 4　作業療法ガイドライン(1996年度版)は，その改訂の背景として医療・保健・福祉の動向が変化の渦中にあることを述べているが，この背景は現在でも継続している．また，その変化の動向を 3 つの転換点に集約して述べている．1 は入院中心的サービス提供から地域における総合的サービス提供へ．2 は広域から中・小域へ．3 は機能集中から機能分化および効率的相互利用へである．

　それゆえ，医療人として培われた作業療法技術である治療的応用の考え方を 3 つの転換点に対応させて考える必要がある．作業療法ガイドライン(1996年度版)が示す 3 つの枠組みは，作業療法技術の提示に関する範囲を(1)医療・保健・福祉(教育，職業を含む〔執筆注：作業療法ガイドラインの表記のまま記載した〕)，(2)急性期・回復期・維持期(終末期を含む)，(3)都道府県圏域・複数市町村広域圏域・身近な市町村圏域，としている．

　保健・医療・福祉・教育・職業の各領域における作業療法技術の提供は，行政上の根拠法令に基づいてなされる．そのため提供される技術の内容は，諸制度・国および地方自治体行政の成熟度合いによって左右される．現時点(平成 14 年)では医療領域から保健および福祉領域への拡がりが大きいが，教育および職業領域へも作業療法技術の提供がさらに拡大されることが期待される．

　急性期・回復期・維持期・終末期は疾病・疾患の経過についての区分であるが，作業療法ガイドライン(1996年度版)は，区分の限界を承知で用いるとしている．この区分は，各期における作業療法技術の提供に認められる特性を念頭においている．そのため，各期における状態を次のように示している．急性期とは，急激に発生した疾患の状態で，身体的にも精神的にも極めて不安定な時期である．集中的なリスク管理と二次的障害の予防に配慮しながら，すみやかに回復期へ移行できるような援助が必要となる．回復期とは，急性期の不安定な時期を脱し，身体的にも精神的にも一応の安定が得られる時期である．この時期では失われた，あるいは低下した能力の回復に向けての援助が必要となる．維持期とは，回復期を過ぎて，障害が固定化する時期である．この時期では，回復および改善した能力の維持・低下防止を含む予防的な援助が必要となる．終末期とは，死期が近

づいている生命の終末の時期をいう．進行性疾患など疾患や障害や進行するものにあっては，終末期では身体的，精神的に現状で可能な能力を支え，残された日々を充実して過ごすことのできる援助が必要となる．

　都道府県圏域・複数市町村広域圏域・身近な市町村圏域との区分は，圏域により提供されるサービス内容に違いがあることから示された．提供に従事する作業療法士は，その圏域からどのような役割・機能を求められているかを意識的に知る態度が必要となる．また，その圏域で暮らす対象者の生活(歴史・風土・民俗・文化等々)をよく知り，その生活に即したサービスを提供することが求められている．

　また，作業療法ガイドライン(1996年度版)は，以上の各領域・各時期・各圏域で提供される作業療法技術の内容を対象者の基本的能力(運動，感覚・知覚，認知・心理的)，応用的能力(起居・移動，上肢動作，身辺処理，知的・精神的能力，代償手段の適用)と社会的適応能力(個人生活適応，社会的生活適応，職業的適応，余暇活動)に関するものついてと対象者の周囲の環境資源(人的資源，物理的資源)に整理している．

(岩瀬　義昭)

第2部

作業の治療的応用

1 革細工

1. 革細工の一般的特性

1-1. 革細工について

　革細工とは，革という素材を利用して，インテリアや実用品を作る手工芸である．「皮＝skin」はなめし加工をしていない生皮をいい，なめし加工をほどこした皮を「革＝leather」と呼び，区別している．革細工では，なめした状態のこの革を利用する．革の良い点は，①丈夫で耐久性がある，②可塑性に富み加工しやすい，③革の繊維がからみあっているので切り口がほつれにくい，④表面が美しく磨くと光る，⑤染めつきがよい，などがあり，欠点は①湿気を吸うと伸び，乾燥すると縮むので変形しやすい，②カビが生えやすい，③動物の皮を利用するため均一でなく，品質にむらが大きい，などがある．

　革の歴史は古く，遠く有史以前にさかのぼり，衣料，武具，馬具，履物，カバン，袋物，ベルトなど，日常生活のさまざまな部分に利用され，発展してきた．日本では，武家の馬具や武具，煙草入れ，革表紙，法被，革足袋などに使用され，現在，広く使われているレザーカービングは，第二次世界大戦後，米軍の兵士たちによって持ちこまれ，現在に至っている．

1-2. 場所，材料，用具，管理

　作業場所は，ベッドサイドや作業療法室など，室内であればどこでも可能であるが，木槌で刻印を叩く，はと目抜きで穴をあけるなどの工程には，どうしても打ちつけるときに音が生じる．ベッドサイドや静かな作業環境が必要な場合には，作業工程に配慮が必要となる．

　革細工の材料には，牛革，豚革，ゴート(山羊)，ヤンピ(羊革)などがあるが，作業療法で使用される表革は，牛革が用いられることが多い．裏貼り用には，アメ豚(豚革の表面を摩擦して光沢を出したもの)やギン(革の表革を薄くすいた表だけのもの)，カバンの持ち手やマチの芯用には，床革(ギンを取ったあとの表革のついていないもの)などが用いられる．

　革細工の用具には，ゴム板，刻印工具，スーベルカッター，穴あけの道具，金具をつける道具，かがりの道具，染料や仕上げ剤などがある．製作する作品によって，使用する用具が

異なるので，技法書を参考にして取りそろえるとよい．

　革細工の管理では，①湿度が高いとかびやすいので，作業途中の作品をビニール袋などに入れて保管しない，②染色をするときには，指サックや手袋をはめて指への付着を防ぐ，③粉末染料を使用する場合は，よく溶いて容器に入れ，ラベルを貼る，④革は日光にあたると茶褐色に変色するので，革全体を紙に包んで保管する，などがあげられる．革の購入は，牛革では１枚の大きさが２畳位の半裁(背中で半分にして半裁を１枚と数える)と作品別に裁断されてセットになっている場合とがあるが，費用の点を考慮すると，半裁の革を購入し，あらかじめ，目的の作品に適した厚さや大きさを見立てながら，裁断しておいた方が割安である．

1-3．革細工活動の特性

　革細工活動の第１の特性は，ある特定の年齢層や性別に左右されることなく，男女ともに子どもから老年者まで，対象の適用範囲が広いこと．第２に，革細工は，対象者の興味や関心を比較的引き出しやすい，動機づけの高い活動であることがあげられる．それは，革そのものの素材を使って何かを作るということは，日常的に経験することは少ないが，靴やバッグ，ベルトなど身の回りの革製品として，なじみのある素材である．そのなじみのある革を素材にして，実用的な作品を作るとすれば，興味・関心は引き出されやすい．さらに，革細工の道具には，身の回りの道具で代用できるものもあるが，特殊な用具や工具を必要とするため，用具の新奇性に惹かれて，興味や関心が引き出されることも考えられる．第３の特性は，作業の段階づけが容易にできる点である．革細工の作業工程には，簡単なキーホルダー製作からカバンやインテリア作品など，作業工程そのものの難易度の範囲が広い．したがって，障害の程度や革細工に対する興味・関心に合わせた治療的段階づけが，比較的容易にできる．第４の特性は，革細工の知識や技法の習熟が深まり，余暇活動の一環としてより奥行の深い作業活動の展開が期待できる点である．ペンケースやバッグ，札入れなどの簡単な実用品づくりがきっかけとなり，より高度な習熟度を必要とする作品づくりに発展するならば，趣味活動として革細工が位置づけられたことになる．

2．治療的活用

2-1．療法としての背景

　革細工は，療法として，身体障害，精神障害，発達障害，老年期障害のすべての人を対象とする．革細工の技法には，革の表面にスーベルカッターで切り込みを入れ，彫刻をほどこ

すカービング(図1)，さまざまな型の刻印を使って，革の表面に模様の凹を打ち込んでいくスタンピング(図2)，モデラーを用いて革の表面に凹凸をつけ，模様を浮きあがらせるモデリング(図3)，さまざまな形に切った革を組み合わせて床革に貼りあわせるモザイク(図4)

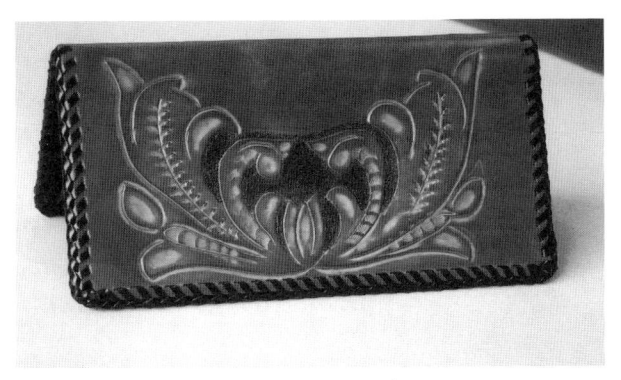

図1　カービング

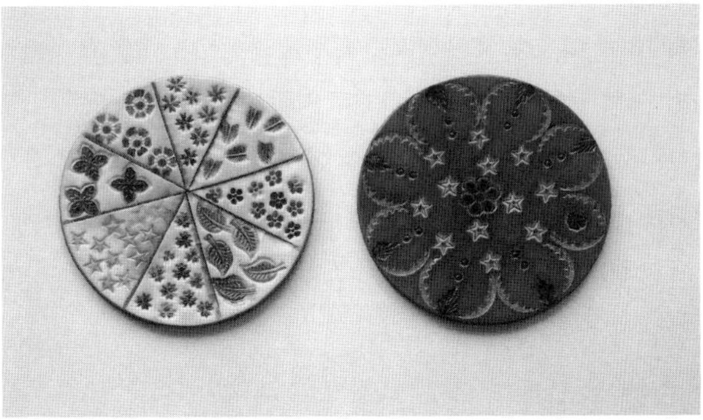

図2　スタンピング

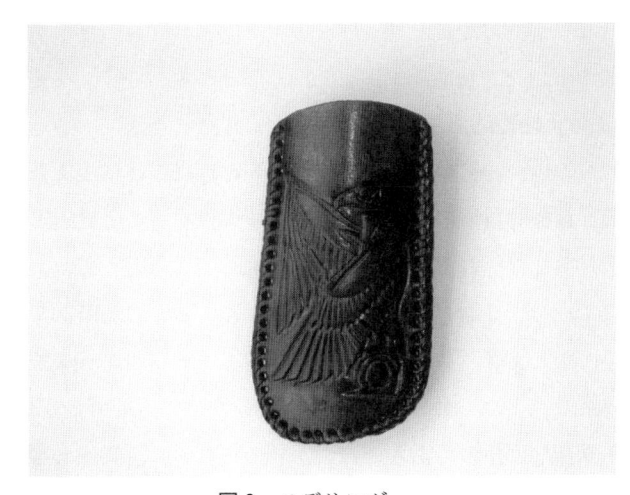

図3　モデリング

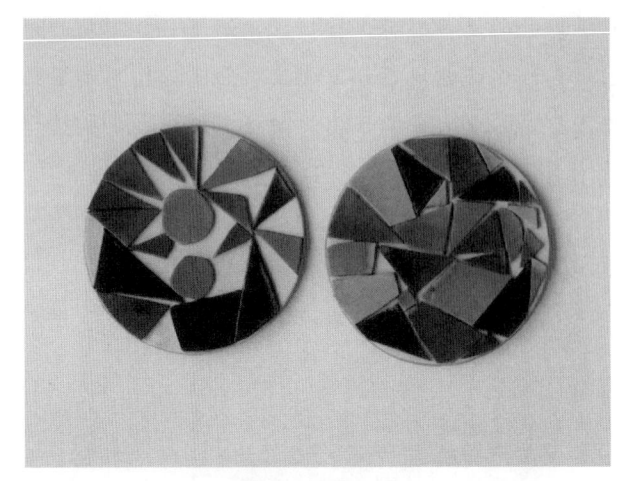

図4 モザイク

などがある．これらの技法には，作業工程が簡単なものから複雑なものまで範囲が広く，したがって，作業技法そのものが療法として活用される．たとえば，理解力や動機づけが低い対象者には，作業は簡単だが，見栄えがよくて，賞賛が得られやすいキーホルダーや小銭入れなどの作品をスタンピング技法で製作する．両手の協応動作や手指の巧緻性を高めるには，バッグやカバンをスタンピングとカービング技法を用いて製作するなど，技法そのものが対象者の治療的段階づけに活用できる．

2-2．活用

革細工の治療的活用については，急性期と回復期および維持期のそれぞれについて，その基本的能力，応用的能力，社会的適応能力を革細工の持つ特性を中心に，例示しながら説明する．

2-2-1．急性期における治療的活用

疾病や障害の程度のいかんにかかわらず，急性期の作業療法に手工芸などの活動を提供する際には，身体的・精神的負荷の少ない作業をまず提供することは重要であるが，それは革細工においても例外ではない．急性期における革細工の導入としては，より少ない道具を使用し，かつ単純な工程を繰り返し行い，見栄えがよく，しかも短時間で完成するような作品づくりが望ましい．たとえば，数種類の刻印を用いてキーホルダーを製作する．

このときの基本的能力および応用的能力は，運動面では，姿勢の保持が最大の目的であり，次いで，両手操作や手指の巧緻性の改善が認められる．認知・心理的領域では，作業に対する注意力・集中力・持続力の改善などが目的としてあげられる．作品が完成すれば，満

足感や自信につながり，作業に対する意欲の向上も期待できる．社会的適応能力に関しては，単純な作業であっても見栄えのする作品ができる活動なので，新たな交流手段に，他者へのプレゼントとして活用できる．

しかしながら，革細工の急性期における治療的活用は，作業活動に対する動機づけが最大の目的である．

2-2-2．回復期における治療的活用

回復期における治療的活用は，たとえば，スタンピング技法による「木槌を握って数種類の刻印を繰り返し打つ」作業工程の基本的能力は，運動面では，姿勢の保持と耐久性．認知・心理面では，注意・集中力・持続力，作業に対する意欲．応用的能力は，刻印を固定するつまみ動作の筋の同時収縮，刻印の固定と木槌で打つ両手動作の協調性，大小の刻印を使い分ける手指の屈曲力．社会的適応能力では，対象者にとって未知な活動であるほど丁寧な指導が必要になるので，相互の言語的コミュニケーションと対人関係能力が改善される．「スーベルカッターを用いて革に切り込みを入れる」作業工程の応用的能力では，日常生活で使用の経験がないスーベルカッターを使用するため，運動面では，手指の巧緻性の向上を基盤に技能の修得が求められる．知的・精神面では，図案通りに切り込みを入れる企画能力や問題解決能力が必要とされる．「かがり穴に革ひもを通してレーシングをする」作業工程では，応用的能力の目と手の協調性を改善することが中心になる．知的・精神面では，学習能力が拡大し，やり遂げた達成感や充実感を持つことで，趣味の開発の一助ともなる．

2-2-3．維持期における治療的活用

維持期における運動面の基本的能力や応用的能力は，姿勢の保持と耐久性，道具操作に必要な両手操作の協調性，細かな作業過程に求められる目と手の協調性や手指の巧緻性，精神面における注意力・集中力・持続力，企画力，問題解決能力などの維持が目的としてあげられるが，自由時間の積極的活用，趣味の開発，友人・知人との社交の手段など社会的適応能力が，維持期における最大の治療的活用である．

事例をあげると，ある片麻痺の身体の不自由さを嘆いていた男性が，見舞いに訪れた友人・知人にキーホルダーをプレゼントし，賞賛されたことをきっかけに，自分に対する自信を回復し，生活や仕事に対する意欲が改善された．デイケアに通う片麻痺の高齢者が，2人1組になって作業工程を分担したことで，自助具を使用せず，スタンピングの技法を用いて財布を完成させた．刻印を打つ工程では，刻印の固定と木槌で打つ作業をそれぞれが分担し，レーシングでは，表革を持つ人とレース針を通す人とが，お互いに工夫をしながら，協力しあった．2人で行う一連の作業工程は，相互の人間関係を豊かにし，新たな交友関係づくりにつながった．不登校気味だった発達障害児が，学校教材にはない革を用いて小銭入れ

を作ったことから，担任教師の子どもに対する見方や対応に変化が見られ，その結果，子どもの劣等感は軽減された．同級生の受け入れや関わり方も変化し，元気に通学できるようになった．これらの事例は，作業活動を通して，社会的適応能力の改善を促した好例である．

2-3．効用

革細工活動の効用には，キーホルダーや財布，バッグなどの実用品を作ることで自分の作品を日常的に使用できること，そのことから作品に対する愛着心が生じやすいこと，なじみ深い革の素材に助けられて，作業に対する動機づけが得られやすいこと，手づくりの作品を家族や友人にプレゼントすることを通して，他者から賞賛が得られやすいことなどがあげられる．

2-4．工夫・応用

革細工の道具の工夫には，木槌は金槌で，革包丁は事務用品のカッターナイフ，ディバイダーはコンパスなどで代用できる．スタンピングの刻印には，釘やネジの頭，ドライバー，鍵，硬貨，鎖，クリップなど身の回りの用品で代用できる．作業工程の工夫には，木槌の把持力が弱い場合や刻印の固定が不安定な場合は，柄や刻印にスポンジを巻きつけ，把持力の改善を工夫する．片手使用の場合は，革の固定にクランプやおもりを用いる．技法の応用では，革の表面に切り込みを入れ，モデラーで溝を深くし，それぞれのブロックを小筆で染色するインスタントモザイク，サインペンで模様を描く描き染め，ヤットコで革の表面をつまみ上げるつまみ絞りなどがある．革の材料の応用では，柔らかいヤンピを用いたろうけつ染めや絞り染め，革ひもを三つ編みにしたファッションベルトなどがある．図5は，ファッ

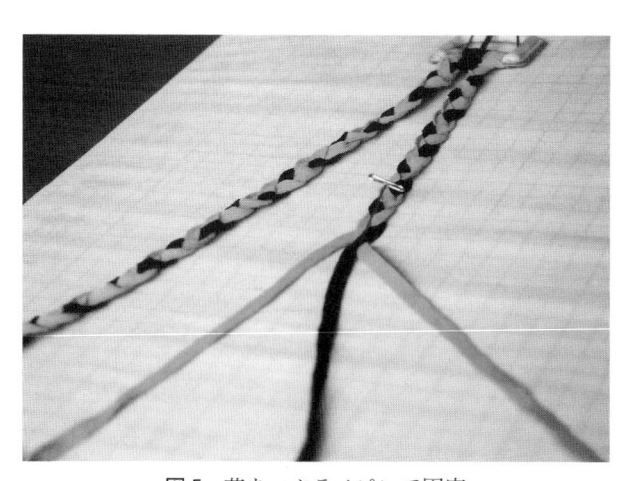

図5 芯をマクラメピンで固定

ションベルトの芯をマクラメピンで固定しているが,両手操作が困難な対象者に応用できる.

引用文献
進藤図南美:手工芸活動に対する脳卒中退院患者の評価.作業療法6:144-152,1987.
山岸純子,前田信子:革細工.理学療法と作業療法2:49-54,1968.

参考文献
彦坂和子:レザーカービング,革の彫刻と仕立て.グラフ社,1976.
彦坂和子:革の手芸.日本ヴォーグ社,1983.
森下雅代:はじめての革モノづくり.美術出版社,2000.

(佐藤 陽子)

2 木 工

1. 木工の一般的特性

1-1. 木工について

　昔から木を材料にしてさまざまな生活用具や家具，住居などが作られてきた．縄文時代中期の遺跡からは木製漆器の出土が報告されている．またエジプトではピラミッドの中から数多くの木製品が発見されている．生活に密着した木製品には温かみや木目の美しさなど，木特有の味わいがある．木の特色を生かした，その地域ならではの伝統的な木製品も多い．わが国は国土の約70％が森林で，木材資源に恵まれていたことが，素材として選ばれ，木の文化が育まれてきた背景である．大工，建具職人，家具職人，指物師など木を扱う職業は，伝統的に男性の仕事というイメージが強い．しかし近年は趣味や職業として木工を行う女性も増えている．木を加工して作品を作る木工は義務教育の中でも行われるため，多くの人が鋸や金槌などに触れた経験をもっている．日常的にも，釘を打つとか簡単な家の修理などは日曜大工として馴染みのあるところである．

1-2. 場所，管理，材料，用具

1-2-1. 場所および管理

　木を切る，削る，ヤスリをかける，塗装するなどの工程において，木屑や埃が出たり，シンナーなどの溶剤を使用したり，騒音が出たりするため専用の部屋があることが望ましい．革細工や金工などの作業とスプリント製作の部屋として共用すれば，騒音などの対策や共通の道具の使用も可能である．木工室には，集塵機や換気設備，水道などを整える．

　道具には刃物などの危険なものが多いため，作業中は常に対象者の作業状況を把握し，事故を防止する．作業工程に応じて防塵マスク，ゴーグルを着用する．原則として作業は素手で行う．止むを得ず電動工具を使用する場合は，扱いに充分注意を払わなければならない．道具は，常に数が確認できるようにしておく．室外に持ち出す場合は，いつ誰が何を持ち出したかを必ず確認しておく．図1は管理の一例である．

　室内は燃えやすいものも多いため，火気を使用する時は細心の注意を払う．また揮発性の

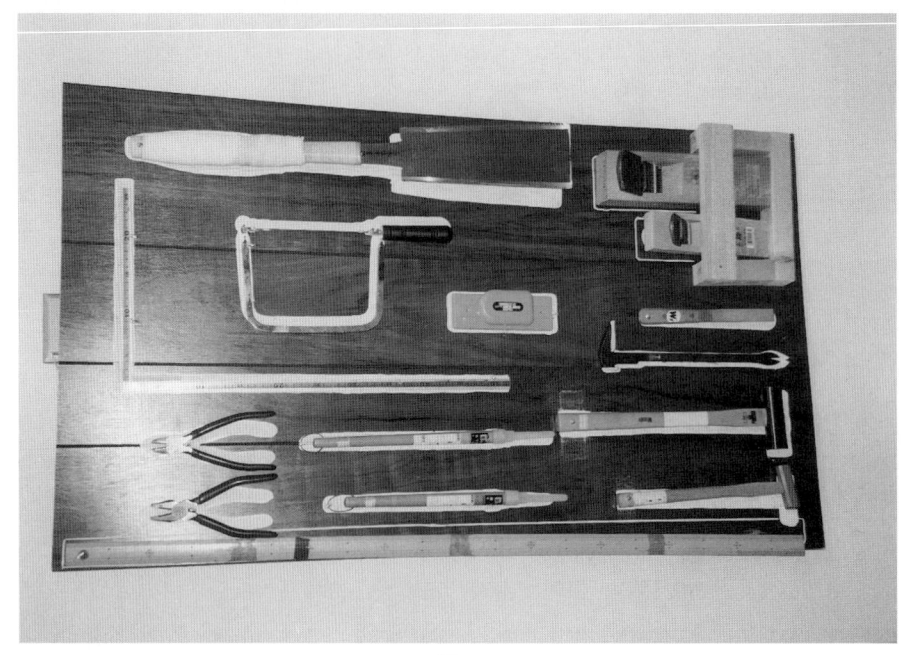

図1

溶剤を使用する場合に火気厳禁であることは言うまでもない．呼吸器や循環器疾患で本作業が影響を及ぼすと思われる対象者，自傷行為などの危険性のある対象者には禁忌である．また作業強度が強いため，対象者の疲労にも充分注意を払う．

1-2-2．材料

　板は年輪に対して接線方向に挽けば板目板，半径方向に挽けば柾目板となる．板目板は木表(辺材に近い側)の収縮が大きく，柾目板より狂いが大きい．板材を床の上に密着させて置いておくと表面が乾燥し反ってしまう．直射日光も反りの原因となる．板と板の間に棒などをはさみ，両面が均等に乾くよう積み重ねるか，壁面に立てかける．湿気のない日陰に保管する．反りや割れなどの性質をカバーし，木材を無駄なく利用するために，合板(ベニヤ)，集成材，パーティクルボードなどがある．

　樹種による性質の違いとして，針葉樹は木質が軟らかく工作は容易であり，一方広葉樹は木質が硬く針葉樹に比べて工作の難しいものが多い．

　他の材料としては，釘(板の厚さの3倍程度)，木ネジ，接着剤，砥の粉，塗料，溶剤などがある．

1-2-3．用具

　①製図：製図板，T定規，三角定規，定規，鉛筆，消しゴム，ディバイダー，コンパス

②計測・線引き：サシガネ(曲尺)，スコヤ(直角定規)，斜め定規，止め定規，すじけびき，しらがき
③切断：作業台，両刃鋸，胴付き鋸，あぜ挽き鋸，回し挽き鋸，糸鋸(手持ち，足踏み，電動)，電動鋸(ジグソー，帯鋸盤，丸鋸など)
④切削：平鉋(荒仕上げ，中仕上げ，仕上げ用)，台直し鉋，たたきのみ(追入れのみ，刃幅3〜42 mm)，突きのみ(薄のみ，しのぎのみ)，小刀，電動工具(ルーター)
⑤組み立て：端金(20〜100 cm 各種)，F型クランプ，きり(三つ目，四つ目，ねずみ歯，きくざ，つぼ)，金槌(300 g，小さい釘用 100 g〜150 g)，釘締め，釘抜き，釘切り，ペンチ，ねじ回し，ドリル(手動，電動)，木槌
⑥塗装：刷毛(すじかい刷毛，平刷毛)，容器(塗料，洗浄)，雑布，ポリ手袋(使い捨て)
⑦その他：万力，木工やすり，サンドペーパー(〜100番，180〜240番)，耐水ペーパー(400番，800〜1000番)，砥石(荒砥，中砥，仕上げ砥)，サンダー，防塵マスク，ゴーグル

1-3. 木工の特性

　木工作業では，必ず道具を介して木に細工をする．道具は種類が多く工程ごとにさまざまなものを使い分ける．道具の名称にはじまり使用方法などに関する知識も幅広く，道具を使いこなすにはある程度の熟練を要する．木材はいったん切断すると元に戻せない．粘土などと違って可塑性が低いことを意識して慎重に，また集中して作業する必要がある．

　作業者は最初にアイデアを出し，それを基に設計図を描き，材料や手順を決めていく．そのため，完成までを見通す計画性が必要となる．木工の場合は一般的な手順があり，その手順に沿って作業を進めれば作品が完成できる．逆にいったん製作をはじめてしまうと，途中で手順や作品の変更を行うことは難しく，枠組みがはっきりしている作業である．一方で作品は多種多様であり，創造的な要素の強い作業でもある．木材を切ったり削ったりして部品を作り，組み立てていくプロセスは，破壊的な行為を創造的，構成的作業に転換している．また材料が安定しているので，作業者の状況に応じて，ほとんどの工程はいつでも中断・再開ができる．作品を仕上げるためには多くの時間を要するので，身体・心理面での持続性や連続性が求められる．

2. 治療的活用

2-1. 療法としての背景

　古くはギリシャの Galen(AD 130-201)にはじまり，フランスの C.J. Tissot(1780)，ドイツの Henri Monnier(不詳)，日本の田村・花岡ら(1953)が作業活動として木工を用いたとの記録がある．多くの作業活動の中で，木工は健康な生活を回復する手段として，また職業的な訓練として，あるいは身体機能改善などの目的で古くから用いられてきた．

　後に，木材の特徴や道具による段階づけができるという性質から，さまざまな身体機能障害を改善する目的で用いられた．対象者の筋力，関節可動域，耐久性，協調性などが厳格に測定され，改善にしたがって作業のレベルが段階づけられた．ここではすべての工程を経て作品を完成するというより，サンディングのような要素的作業を繰り返し行うことで特定の機能を改善することに主眼が置かれていた．一方，精神障害の分野では，作業強度が強いことを利用して，建設的にエネルギーを費やす，攻撃性を発散させるなどの目的で用いられた．また，創造性をはじめ，計画性，問題解決能力，集中力とその持続性などが必要とされるため，それらを向上させる目的でも利用された．加えて道具を使う技能，知識，作業耐久性など職業的な要素も多く，前職業的な評価・訓練の目的でも利用された．

2-2. 活用

2-2-1. プランニングと製図

　作品を決定したら，その形や大きさなどを決める．同時に材料や価格，構造，強度，加工法や工具などについても考える．アイデアは図に描きながら検討するとよい．そのうえで見取り図，設計図，部材図を描く．

　創造性や，作品完成までを見通した企画能力，製図のための構成能力，縮尺や必要材料を積み上げるための，四則計算程度の能力が必要とされる．

2-2-2. 材料の入手

　木材，釘，接着剤，塗料なども準備する．

　材料はホームセンターなどで比較的容易に入手できる．買い物にはコミュニケーション，計算，移動，トイレッティングなど幅広い要素が含まれる．

2-2-3. 木取り

　無垢の板を使用する場合には完成時の木目の方向，表，裏を考えて木取りをする必要があ

るため，木目を見て部材の配置を決める判断力，知識が必要とされる．材料の大きさにより作業域が段階づけられる．座位・立位でのバランス，上肢の可動域，協調性，広い範囲に注意を向けるための視覚的認知などが必要である．サシガネが保持できない場合はおもりなどによる固定を工夫する．

2-2-4. 部材の加工

鋸で部材を切断したり，鉋で表面を削ったりして，仕上がり寸法にしていく．

鋸挽きには鋸を保持する筋力や，鋸身の長さに応じた可動域が必要である．作業中は，鋸の前後の移動に伴う重心の移動に対抗して，頭部と体幹を一定の姿勢に保持しておくための安定性が求められる．また正確に切れているか確認するための視覚，音による切れ具合，手掌からの触圧覚による握りの強さ，上肢の深部覚(固有受容覚)による力の入れ具合，運動の方向などの感覚情報が同時に入力され，統合されることによって作業が遂行される．

鉋かけは木工の中の代表的な作業で，道具の扱い方には熟練がいる．鉋を保持するための手の筋力や，削り加減のコントロールのために鋸と同じように種々の感覚機能が重要である．鉋かけは上肢だけでなく体幹の運動を伴う．部材が大きいほど体幹の大きな動きが要求され，ダイナミックなバランス能力が必要となる．部材が平滑になったか否かを確認する手指の触覚や識別覚なども必要である．また仕上がり寸法線まで正確に削れたか，木端が直角かなどを確認するためには視覚的な要素も大きい．

もしこの工程が不可能ならば，サンディングで代用することもできる．

2-2-5. 組み立て

仮組みをして部材同士が正確に組めるか，角は直角かなどを確認する．確認できたら接着剤をつけて組み立て，釘打ちを行う．接着剤は白色でクリーム状の酢酸ビニール樹脂系接着剤が広く用いられている．端金，紐，クランプなどで部材同士を固定し，締め付けておくと強い接着力が得られる．その際，当て木をして部材を保護する．はみ出した接着剤はぬれた布で拭き取っておく．組み立てには立体を構成する能力や視覚機能が必要である．きりによる下穴あけは，手指の伸展の促通になる．金槌のコントロールのために，目と手の協調性が要求される．

2-2-6. 仕上げと塗装

木端，接合部などに鉋をかけて平らにし，細かいサンドペーパーで表面をみがく．表面にスジ目や小穴が多く，また吸水性の高い材質の場合は目止めを行う．砥の粉をすり込み，半乾きのときに表面に残った分を拭き取り，乾いたら塗装する．塗料は繊維に沿って均一に塗る．重ね塗りをする場合もある．塗料の種類としては，透明なもの，不透明(下地が見えな

い)なもの，透明で着色できるもの，水性のもの，油性のものがある．それぞれ目的や扱いやすさなどに応じ，組み合わせて選択する．他に，耐候性(屋外で用いる作品用)，耐油性，耐水性，光沢，作業性などの特徴も考慮して選択する．サンディングには筋力，可動域，耐久性，触覚や識別覚などが必要である．塗装はサンディングに比べて目と手の協調性や，上肢のコントロールの要素が大きい．

2-3．効用

　木工はさまざまな工程により，評価・治療・指導・援助の機会を提供できる活動である．また結果が作品として確認できるため，できばえによっては有能感を刺激し，達成感が得られる．作品を通じて間接的にその人に評価を与えることができるため，現実検討の機会とすることもできる．自己評価のレベルや，防衛機制なども評価できる．作品は個人にとっての意味や価値があり，動機づけや障害の受容などと関連する．

　作業中にコミュニケーションは必要ではないが，作業者に木工の経験や知識がない場合は，知らない部分を教えたりするために必須となる．作業療法士はこの場面を関係作りの機会とすることができる．また直接では抵抗がある場合でも，作品を通じての他者とのコミュニケーションならば比較的抵抗が少ない．

　製図，鋸挽き，釘打ちなどほとんどの工程において目と手，両手の協調した働きが要求される．材木の抵抗や，道具の抵抗は深部覚などのフィードバックを増加させるため，運動コントロールの助けとなる．作業中の姿勢は立位，座位，片足立ち，体幹の前屈など多彩で，作業に応じた姿勢の変換が随時必要であるため，身体像や良好なバランス能力が求められる．

　作品の大きさが小さなもので，しかも細工の細かい作品の場合には巧緻性が強調され，逆に作品が大きく，部材が厚く，材質が硬い場合には力や動きが強調される．

　上肢の筋力強化のためには，材質の硬さやヤスリの目の粗さ，重錘の付加，滑車の利用などにより抵抗の量が調節できる．作業中に起こる筋収縮は等張性収縮が多いので，最大筋力を向上させるためにはPREの原理に基づいて段階づけると効果的である．しかし，一連の作業工程の中で抵抗の量を10 RMの何％で何セットと決めることは困難である．厳密に設定するならば，鋸挽きやサンディングのような要素的作業を用いなければならない．作品完成までの工程と繰り返しの多さという木工作業の特徴は，最大筋力よりも筋持久力を向上させるのにより適している．筋持久力を高めるためには中等度の負荷をかけ，対象者の疲労度を見ながら作業時間を徐々に延ばしていく．作業中は座位あるいは立位姿勢を維持しなければならないため，全身的な耐久性の面での効果も期待できる．

　関節の可動域を維持するためには，可動範囲一杯に動かしておけばよいが，そのためには

材料の大きさやセットする位置などを工夫する．すべての動きに対応できるわけではないが，特定の可動域維持のためであれば設定は容易である．可動域改善のためには現在の可動域を少しずつ超えていくように設定する．

脳卒中をはじめとする中枢神経障害による随意性の低下に対しては，従来サンディングなどの要素的作業が用いられてきた．これは連合反応を用いて随意性を引き出し，共同運動を完成させた後，分離させていくというBrunnstromの考え方に基づいている．NDTにおいては上肢の随意性の改善のためには，体幹の安定性や肩甲帯の可動性を伴う安定性が強調される．座位あるいは立位での本作業は，小さな重心移動から大きな移動までを含み，立ち直り反応などのバランス能力に応じた段階づけを行うことができる．道具は手で保持して，肩，肘の動きで操作するものが多いため，両手を組み合わせた両側動作により連合反応を抑制しつつ，患側上肢の随意性を促通する．部材を押さえて作業することは，手掌からの感覚入力により患肢の認識を高めるとともに，同時収縮によって安定性を高める．いずれの作業においても痙性が高まったら抑制し，正しい運動感覚を入力することで，随意性の向上につなげていく．

失調症などの協調性障害のある対象者には手首に重錘を付加して鋸を挽いたり，重めの金槌を用いたり，緊縛帯を用いることで，深部覚フィードバックを強め運動のコントロールを得る．各工程には反復動作が多く訓練効果を期待できる．道具による怪我の防止には細心の注意を払いながら実施する．

道具や材料の準備，作業後の掃除や片づけは作業習慣を養うことになる．材料の購入は社会生活技能の一環としての意味もあり，評価・治療・指導・援助に応用できる．

維持期には趣味的活動としての価値があり，作業を通じて心身機能の維持，作品や作業を通じて人との関わりをもつことができる．

2-4．工夫・応用

長野県上田には画家の山本鼎が大正から昭和初期に広めた，農民美術と呼ばれる伝統的な木彫がある(図2)．その地域の伝統的な作品の製作は，対象者にとっても馴染みがあり導入しやすい．歩行訓練の折に裏山で拾ってきた木を磨いた(サンディング)作品である(図3)．流木や，廃材などを利用することで面白みのある作品ができ，材料費の節約にもなる．

続いて治療上の具体的な工夫などをいくつか紹介する．

左片麻痺の対象者が文鎮を定規代わりに用いている(図4)．裏には滑り止めのゴムを貼り，上面は人工芝を張ってある．押さえている間，麻痺側上肢に対して継続的に感覚入力が保たれる．また体性感覚の入力により，麻痺側に注意が向きやすくなる．テーブルの上に上肢が載っていることで対称的な姿勢が作りやすい．

30　第2部　作業の治療的応用

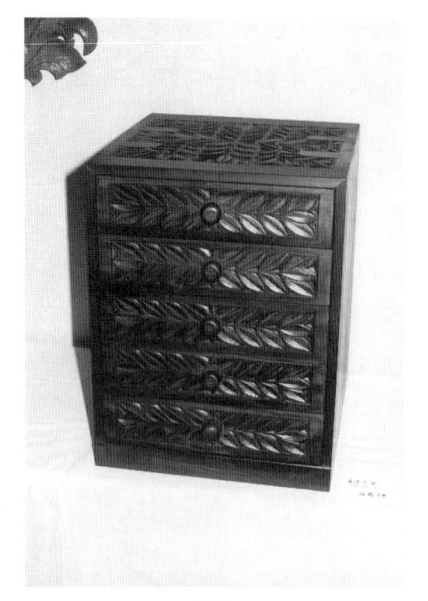

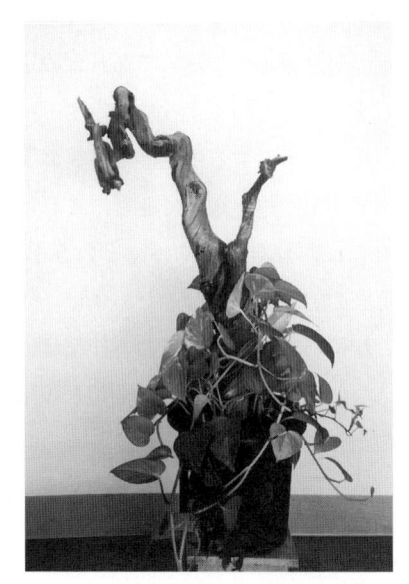

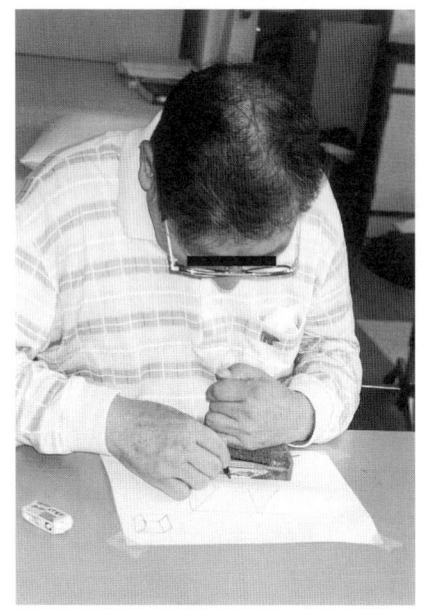

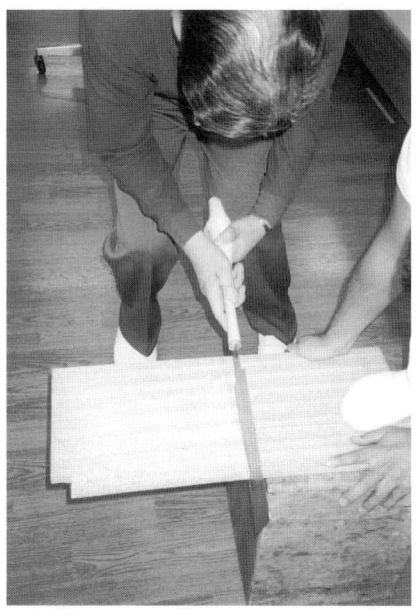

図2

図3

図4

図5

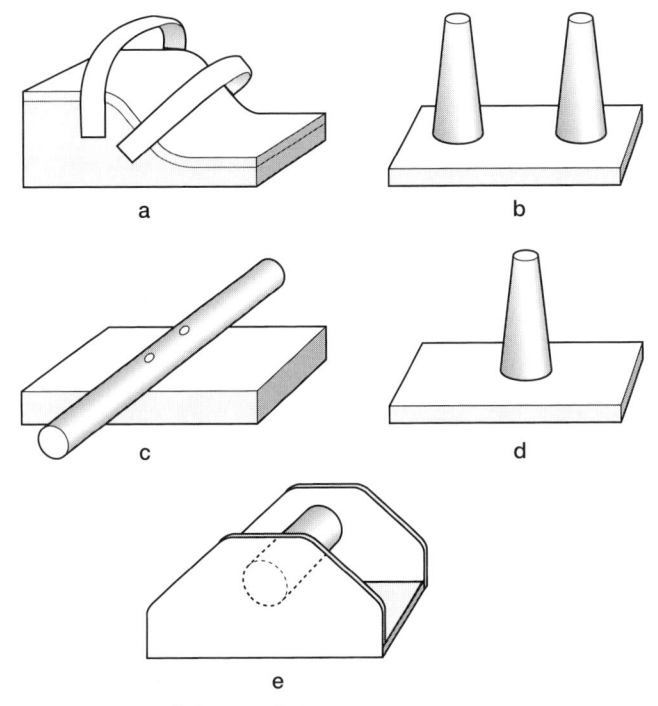

図6 サンディングブロック各種
　a．患側手を固定するために手掌の接触面が傾斜したブロック
　b．両手でサンディングするための垂直の握り
　c．両側活動のための水平の握り
　d．一側活動のための円錐形の垂直の握り
　e．水平の握り

　鋸挽き作業では，上肢の可動域は鋸身の長さや部材を置く位置により，また筋力は材木の硬さや鋸の刃の大きさによって段階づけられる．片麻痺の対象者では，両手で把持しているため連合反応の抑制とともに，随意性を高める意味もある．図5は柄に包帯を巻いて握りやすくしたものである．握力の弱い場合や，手指の屈曲制限のある場合も同様にするとよい．金槌も同様である．

　サンディングはサンドペーパーの目の大きさや，サンディングボードの角度，また作品の大きさなどによって，筋力，可動域，耐久性，随意性などさまざまな面で段階づけが容易である．立位ではバランス訓練にもなる．回復段階に応じて，各種のサンディングブロックを用いる（図6）．

参考文献

安藤光典：自然木で木工．農文協，1997．
佐藤庄五郎：図解木工入門．共立出版，1998．
日本作業療法士協会・編著：作業―その治療的応用．協同医書出版社，1985．

服部一郎：リハビリテーション技術全書．医学書院，1974．

原　武郎，他・編：作業療法(各論)．医歯薬出版，1978．

堀川　弘：日曜大工入門．日本文芸社，2002．

宮崎清隆：木工作業．OTジャーナル34：518-519，2000．

Eggers O(柴田澄江，他・訳)：エガース・片麻痺の作業療法．協同医書出版社，1986．

Hamill CM, Oliver RC(小川恵子，他・訳)：老人障害者のためのアクティビティ．協同医書出版社，1983．

Hunter JM，他(津山直一，他・訳)：ハンター・新しい手の外科．協同医書出版社，1994．

（浅沼　辰志）

3 陶　　芸

1. 陶芸の一般的特性

1-1. 陶芸について

　陶芸，すなわち「やきもの」の歴史は古く，紀元前15000年頃にはじまったと言われている．粘土を火で焼くと硬くなることを知り，器を作り，この器を用いることで食生活の様式も変化をきたした．人間の生活・文化と深く関わりをもち発展してきた陶芸は，つかむ，ちぎる，丸める，つぶす，伸ばす，こする，などの動作を通して粘土を操作し形を作り上げる．しかし，できあがった器(作品)は機械製品のように一律ではなく，色，つや，形に微妙に差を生む．この差が深い味わいと親しみを醸し出す．この器に季節の料理を盛り，家族友人と楽しく食事ができたならば，これは何物にも代えがたい至福の一時と言えまいか．

　陶芸には，人々の心を引きつける特別な魅力がある．

　やきものには陶器と磁器がある．陶器の主原料は粘土であるため吸水性があり，透明性はない．これに対し磁器は陶石，長石，カオリンを含む磁土を主原料としており，吸水性がなく透明性があり色白である．焼成温度も陶器が900〜1200℃であるのに対して磁器は1300〜1400℃と高い．一般に陶器の方が扱いやすく趣味活動として広く親しまれている．

　一方，最近ではオーブンで焼くことのできる粘土が販売されており，大きな設備を要せず陶芸が楽しめるようになってきた．陶芸にはじめて取り組む場合は，書店で陶芸の本を購入し，おおよその理解をもち陶芸専門店や学校の教材を扱う店などに相談されるとよい．

1-2. 材料，用具，工程，管理

1-2-1. 材料

　粘土，釉薬，撥水剤．

1-2-2. 用具

　手ろくろ，電動ろくろ，針金，麺棒，針，ガーゼ，木・金属ベラ，たたら板，コテ，弓，なめし皮，切糸，削り出し鉋，ポリバケツ，ひしゃく，スポンジ，(電気)窯，自動焼成装

置.

1-2-3. 工程

練り→成形→乾燥→窯づめ→素焼→施釉→窯づめ→本焼.

各工程の詳細は専門書を参考にしていただきたい．作業療法室で実施しやすいのは，粘土による陶芸である．製作は「たま作り」「ひも作り」「たたら作り」が一般的であるが，「ひも作り」は応用性があり小物から大物まで可能であるため「ひも作り」を学ぶことを勧める．

1-2-4. 管理

使用しない粘土はビニール袋に入れ，蓋つき容器に保存し乾燥を防ぐ．固くなった粘土は，土の種類別に分け他のゴミが混入しないようにする．再生する場合は，カチカチに乾燥させたのち粒が見えなくなるまで泥漿状に攪拌し，たらいやポリバケツに流し入れ，乾燥具合を見ながら練り上げる．

成形工程で急速な乾燥はひび割れの原因となる．急速な乾燥を避けるために，また一気に作り上げるのではなく数日かけて製作する場合は，作品に濡れタオルをかぶせビニール袋で覆ったり，発泡スチロールの箱に入れたりなど，蓋つき容器で管理するとよい．釉薬も蓋つきのポリバケツに保管し，乾燥やゴミが入るのを防ぐ．

1-3. 陶芸の特性

皿ひとつをとってみても種類は多種多様である．姿・形には完成形がなく対象者が作ろうと想像したそのものが唯一の完成された作品となる．このため製作に際し，対象者はまず「何を作るか」「どのような形や色艶にするか」想像力を絞り出す．そして製作過程では想像したものを具現化するために全精神を粘土に集中させる．

陶芸ではものを作ろうとする意欲がなければ作業は進まないし，対象者の満足する作品にはならない．このため指導者はあせらず根気よく対象者の興味をひくように演出することが重要である．一方，粘土は可塑性に富んでおり，成形過程では何度も作り直すことが可能である．このため製作上の技術の良し悪しはあっても根本的に失敗感を強めることはない．

2. 治療的活用

2-1. 療法としての背景

　作業療法への陶芸の導入は,「理学療法士及び作業療法士法」施行前より実施されており,労災病院では職能療法として,精神病院では生活療法として実施されていた.陶芸の特性を生かして精神障害分野や身体障害分野で積極的に活用されたものと思われる.1970年頃の作業療法関係図書には陶芸の紹介や作業分析が散見される.しかし,現在の活用状況は作業療法学系学術誌をみる限り少ない.

　陶芸を用いる目的には,基本的能力や応用的能力への効果と社会的適応能力への効果の両面がある.しかし最近では,直接的な効果を基本的能力や応用的能力に求めて実施するよりも,社会的適応能力への効果を期待して行う傾向が強いと予測される.基本的能力や応用的能力を期待した取り組みの報告は無く,多くが社会的適応能力の改善を目的にして用いている.たとえば老年期障害領域の取り組みでは,陶芸を「生きがい活動」と位置づけてある.また身体障害領域での陶芸も,残存機能に目を向けさせ,成功体験を積み重ねることで自宅退院への自信づけを図ることを主眼にしている.さらにこのような取り組みの結果,対象者に自宅退院後の生活に精神的側面と社交性・社会的役割に影響を与え,ストレスの多い自宅生活を主体的に力強く生き抜く原動力を与える効果も得られている.

2-2. 活用

2-2-1. 病期について

　病期が急性期,回復期,維持期に区分され,それぞれの時期における作業療法の展開が求められている.急性期は在院日数が短縮される傾向にあり(在院日数20日前後,近い将来14日),この時期に陶芸を活用することは現実的には難しいと思われる.基本的には回復期から維持期での活用が現実的であると考える.

　回復期では,身体機能やADLに重きが置かれ,早期の自宅退院に向けた取り組みが求められている.しかし,この時期は多くの対象者が退院後の生活を不安視し,精神心理面は大きく揺れ動く.すなわち回復期では特に障害受容への配慮が欠かせない.この障害受容への対応手段として,陶芸などの活動は,障害を負った新しい自分を発見する大きな転機になると確信する.また維持期での陶芸をはじめとした種々の活動は,回復期以降の長く続く療養生活における生き甲斐や余暇活動,楽しみなど,いわゆるQOL向上につながり,社会的適応能力の側面に対する活用の意義は大きい.

2-2-2. 基本的能力・応用的能力・社会的適応能力の視点

　土練り，成形，施釉工程では，基本的能力として上肢・手指の協調性・巧緻性の改善，筋力維持増強が期待される．たとえば，土練り工程は一般には立位，肘伸展，手関節背屈での手掌への体重負荷と合わせ，粘土を押す際に肩，上肢筋群の同時収縮を促す．成形工程では手指巧緻性，上肢協調性が高められる．さらに施釉をひしゃくで行う流しかけの場合，均一な釉かけのためには素焼の器に回転が必要となるため，前腕の回内外運動が要求される．応用的能力としては，一連の作業工程を通じて両手動作の向上，代償的使用方法の習得を期待した指導ができる．

　一方，これから何を作るか，作ろうとするイメージや企画力を援助するための見本の呈示，構成力を援助するための手順の指導，自由すぎる可塑性と壊れやすさからくる不安感に対する心理的支持，といったことが応用的能力としての知的・精神的能力の維持改善や社会的適応能力の向上に向けた援助の糸口となる．また，陶芸を集団で行う工夫は治療的手段として有効である．

2-3. 効用

　身体障害領域，老年期障害領域への活用は，まず作品を完成させることを目標に作業を進めることが重要である．それは，これらの領域の対象者は「作ってみたい」という動機が陶芸に取り組むエネルギーになっていることが大半であると思われるからである．製作過程での要素的効用を求めすぎては活動に継続性が保てなくなる恐れがあり，効果に結びつけることは難しい．

　精神障害領域では，作品を完成させることは大事であるが，その前に粘土に触れ，知覚系を刺激することから根気よく開始する場合もある．このような対象者の場合，粘土に触れることで徐々に精神的に落ち着きが現れ，作品完成へとつなげることができる．陶芸の良さは，成形過程では何度もやり直すことが可能であり，失敗感を与えづらい点にある．ただし頻回な繰り返しは，自信喪失につながりかねないため援助に注意を要する．

　発達障害領域においては，作品イメージをもちあわせない対象者も少なくない．このような場合はいくつかの見本を呈示し，興味を引き出すことが大切となる．そして，まずは粘土遊び的に扱わせて楽しさを享受させ，徐々に作品製作へ導くとよい．

　完成した作品は，何よりも世界でたったひとつの思い出に残る作品であることを理解し，その作品のできばえを称えることは製作意欲の原動力となる．また，できあがった作品をカウンターなどに展示し，周囲の賞賛の声を得るように工夫することも効果的な援助手段である．作品を完成することで味わう達成感の積み重ねは，何よりも自己の能力の再発見につながる．

以下に脳卒中者への導入例を具体的に示す．表1は，工程ごとに対象者の関わり度，作業への配慮点と対象者によく観られる反応，片手動作で行う場合の工夫をまとめたものである．

作業姿勢は，片麻痺の場合，立位で行うことは困難な場合が多く，立位を強要しすぎると作業意欲をそぐことになりかねない．立位で行うか座位で行うかは，作業工程ごとに対象者の意見を参考にして判断する方がよい．特に成形は時間を要するため座位で行うことを勧める．座位で行うときのろくろ上面までの高さは50 cm程度が一般的である．しかし，片手で行う場合はろくろ上面までの高さを70 cmから80 cmにした方が健手の固定がしやすい．また片手で行う場合は作業がしやすいように，健側がテーブル寄りになるようにやや斜めに座るとよい(図1)．

高次脳機能障害を有する対象者も陶芸に意欲を示すことがまれではない．このような場合は，積極的に導入を試みるべきである．しかし対象者は作業手順の理解に時間を要し，動作が粗雑となりやすい．特に，成形では土の固定が充分でなかったり，作ろうとする作品が歪んだりすることがある．また施釉では細部に釉薬がかかっていなかったりする．このため指導者は継続的に関わり，適宜修正を行う必要がある．しかし作品が多少歪んでも完成したこと自体に達成感を味わい，次の作品へと意欲を燃やす．よって指導者は過剰な修正は行わず対象者の希望に沿った修正に留め，作品の完成に向けての援助に主眼を置くことが肝要となる．私たちは高次脳機能障害を有する対象者が陶芸を継続して行うことで，注意力が向上し言動に落ち着きが現れることをしばしば経験する．

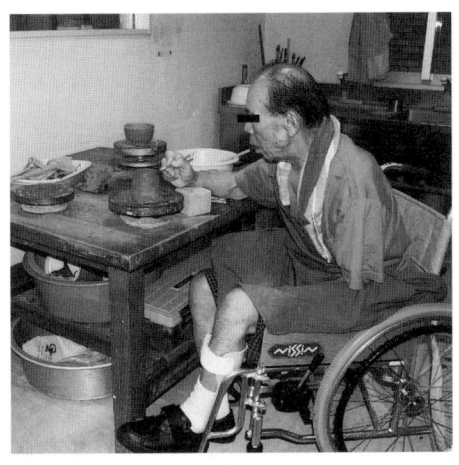

図1

表1 脳卒中者に対しての陶芸

	対象者の関わり度	作業への配慮点と対象者に観られる反応	片手動作で行う場合の工夫
練 り	△	・荒練りは比較的容易であり，導入しやすい． ・市販の粘土は充分に練られているため，荒練りを行う程度で使用できる．	・荒練りは片手でも行える．
成 形	○	・たま作りは工程が少なく初心者でも不安なく行え導入しやすい． ・ひも作りはひもの太さの均一化と積み重ねに注意する必要がある． ・たたら作りでは，たたらの作製は指導者が行うことを勧める．その後の工程は比較的容易なため対象者は行いやすく満足度も高い． ・本工程は対象者が作りたいものを具現化する過程であり，陶芸の楽しさを感じるもっとも大切な部分である．対象者はこの工程と作品の完成時に充実感を味わうことで，陶芸に没頭してゆくことが多い．	・ひも作りはひもの太さの均一化が難しいため，たま作りからはじめると失敗が少ない． ・ひも作りの場合，片手動作で積み上げていくため，土の固定や型を円形にすることが難しいことがある．このため最初は指導者の援助が必要である． ・道具の使用では片手で行うため手関節の固定が困難となりやすい．木の台などを用いて行うとよい（図2）． ・本工程で失敗を重ねると導入が失敗する場合が多い．指導者の丁寧な継続的な援助が重要となる．
乾 燥	○	・対象者は成形された作品を眺めることで完成を楽しみにすると同時に次の作品へ自信をもつようになる．	
窯づめ 素焼	△	・窯づめの際は患者と一緒に行うと陶芸活動への意欲を高めやすい．	
施 釉	○	・本工程では座位・立位と姿勢を頻繁に変える必要があるので対象者の転倒には充分に注意をはらう． ・作品の完成を左右する工程であり，対象者の期待も増してくる．	・どぶづけは片手でも行える．また釉バサミ（図3）や霧吹き（図4）を用いると片手でも簡単に行える． ・ひしゃくでの流しかけを片手で行う場合は，たらいの中にろくろを入れ，まわしながら行うとよい（図5）．
窯づめ 本焼	△	・本焼きの窯づめでは作品同士が接触しないようにする必要があるため，対象者が行った場合は必ず指導者が確認調整する．	
完 成	○	・対象者は作品のできばえに一喜一憂する．指導者とともに達成感を味わうことで次の製作へ意欲を高める．	

○：対象者が主体的に行える工程
△：指導者が主体的に行う工程

3 陶芸 39

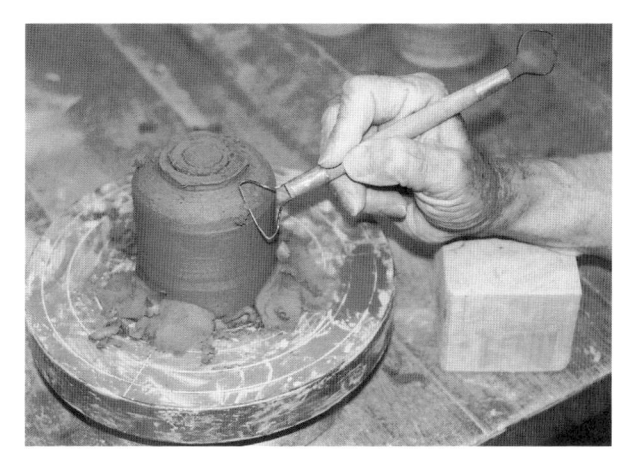

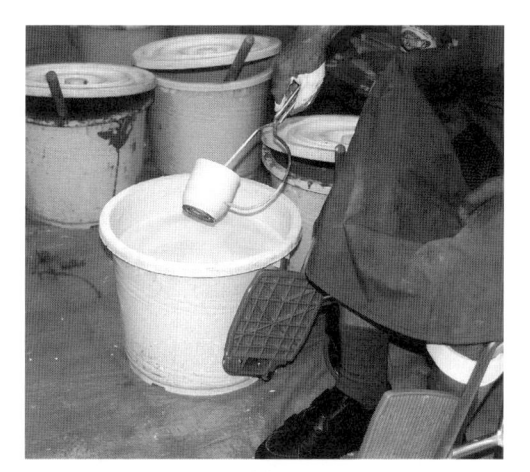

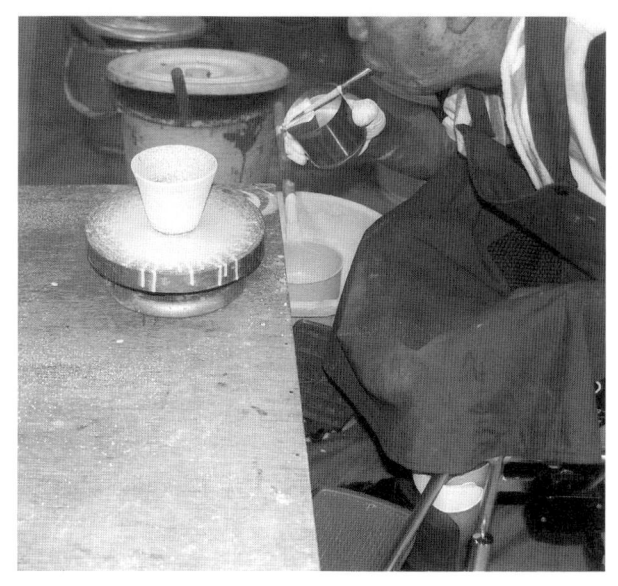

図2

図3

図4

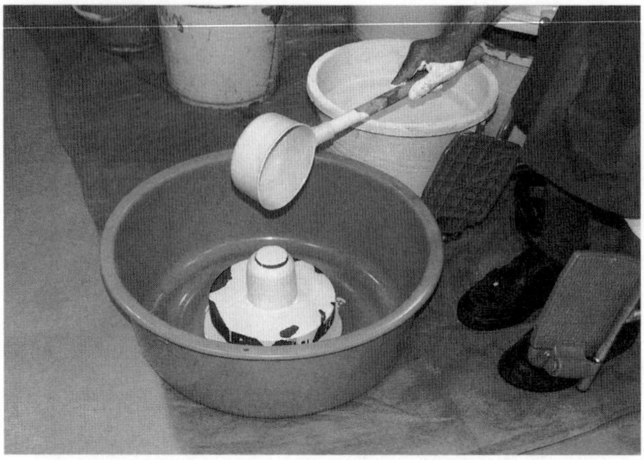

図5

2-4. 工夫・応用

　たま作りによる小皿，ぐい呑み，一輪差し，たたら作りによる皿，花瓶も比較的簡単に取り組める．大きい花瓶を作る場合は，ひも作りが基本と思われるが本谷作りの方法もある．たたら作りでは，板を3〜4cm角に切って加飾すれば共同作品としての陶板タイルモザイクへと作業展開できる．

　最近は器や人形などの置物まで，さまざまなひな型が市販されているので，これを用いると簡易に形ができ，陶芸を楽しむことができる．製作への自信のなさそうな対象者に対しては，このようなひな型を用いるのも導入過程として有効な手段である．また，陶器は用いる粘土と釉薬の種類によって発色が違うので，土と釉を掛け合わせた見本を作っておくことは作品イメージを抱かせやすくする．

参考文献

五十嵐市世，他：陶芸の新しい成形法「本谷作り」を導入して．作業療法18(特別号：第33回日本作業療法学会誌)：158，1999．

成美堂出版編集部・編：はじめての陶芸．成美堂出版，2002．

中辻良仁，他：陶芸の新しい成形法「本谷作り」の紹介．作業療法18(特別号：第33回日本作業療法学会誌)：403，1999．

南雲　龍：陶芸—制作と知識のすべて—上巻・下巻．日貿出版，1998．

林　純子，他：陶芸における障害高齢者の主体的な取り組みを引き出す試み．作業療法21(特別号：第36回日本作業療法学会誌)：612，2002．

矢野高正，他：陶芸活動の有用性．作業療法21(特別号：第36回日本作業療法学会誌)：613，2002．

矢野高正，他：身障領域における陶芸の有用性．作業療法20(特別1号：第35回日本作業療法学会

誌）：593，2001．

(佐藤 浩二・矢野 高正)

4 織物

1. 織物の一般的特性

1-1. 織物について

　織物が織られるようになったのは，人類が新石器時代に入って定住農耕の生活をはじめてからで，エジプトの麻布やインド，ペルーの綿布の実物が紀元前数千年前の遺跡から発掘されている．亜麻織物で包まれた古代エジプトのミイラや織物の圧痕が刻印された土器の発見から，世界各地で衣料，道具，装飾品，インテリアといったさまざまな用途に使われてきたことがわかっている．3～13世紀のエジプトのコプト織り，ビザンツ時代の絹織物，14世紀イタリアのビロード，中国の絹織物，日本の麻織物，綿織物など多種多様な織物が，各地で時代とともにその文化を反映し進歩していった．原始的な織機は棒とへらだけの簡単な道具であったが，その後いざり機，高機，空引き機と次第に進歩していった．これらの織機は全て手織りであったが，18世紀にはじまったイギリスの産業革命によって，織機の機械化が著しく進んだ．その結果，手織りの需要は激減したものの，現在でも各地で民芸としてその技術は受け継がれ，また織物教室，工房も多数あり，愛好家に親しまれている．織物は，衣食住の衣として人々の体を包み，住の一部を構成し，生活に彩りを添えてきたのである．

1-2. 場所，道具，材料，管理

　ここでは作業療法において織物を活用するために，手織りの特性を紹介する．織物の実際的な製作方法の詳細は，書店，手芸店で入手可能な技法書を参考にしていただくと，容易に作品を作ることができる．

1-2-1. 場所と設備

　織物は，細い糸を取り扱う緻密な作業であるため，実施する場所は，照明が明るいこと，また毛糸などを用いるため，埃がたまらないように換気のよい部屋であることが望ましい．

1-2-2. 材料

材料は，経糸と緯糸用の糸，綾用の糸，太い毛糸などが必要である．織り上がった織布で何を作るかによって，用いる経糸と緯糸の素材を変える必要がある．糸には毛，木綿（たこ糸など），麻などがあるが，治療では，入手が容易で色の種類も多く，始末がしやすいため中細毛糸を用いることが多い．また柔らかい手触りに仕上げるために糸をモヘヤの毛糸にしたり，丈夫で独創的な織布にするために切り裂いた布を緯糸に用いたりと，さまざまな素材を用い，独創的な作品を作ることができる．

1-2-3. 道具

織布を織る織機は，足踏み式織機や縦型織機などを含む大型の床上織機と，小型で踏み木のついてない卓上織機，木製の枠に経糸を釘で固定した木枠織機の主に3種類に分けられる．その他には，経糸をピンで固定したボードを用いて織るボードウィービング，経糸を通したカードを回すことで織るカードウィービングなどもある．織機は子ども用の玩具として販売されているプラスチック製のコンパクトな卓上織機から，木製の床上織機まであり，価格も幅広い．また簡単な木枠織機であれば，作ることも可能である．

その他の道具としては，整経台，筬，綜絖通し，綾竹，厚紙，杼，鋏，毛糸針などが必要である．道具の入手方法は，技法書にその取扱店が紹介されているので参考にしていただきたい．

1-2-4. 管理

織機を長期間使用しないときには，経糸を緩め，埃，糸の色褪せを防ぐために，織機全体を布で覆っておく必要がある．織機の修理などは，前述の取扱店に相談するとよいであろう．

1-3. 織物活動の特性

織物は，経糸と緯糸を直角に交差させることを繰り返して，布を織るものである．その工程は，主にデザイン，整経，機上げ（機準備）などからなる準備活動と，織物を織る基本的動作，および織り上がった織布で作品を作る主に3つに分けられる．織布を織り，織った布でさまざまな物を作る過程は，手作りならではの個性的な作品を生み出す楽しみに富んでいる．織機の操作は，床上織機では踏み木を踏んで経糸を上下に分け，杼に巻いた緯糸を通し，筬で緯糸を打ち込む3操作の繰り返しである．一度操作を覚えればその繰り返しであるため，素材や道具を工夫することで楽しむことができ，個人の状況に合わせた時間やスピードで織ることができる．柔らかく温もりのある布に触れることで，気持ちを穏やかにし，安

心感を与えることもある．一段一段織っていくことで成果が目に見え，完成時には達成感，喜びなどが得られる．

2．治療的活用

2-1．療法としての背景

作業療法の歴史において「耐久性」，「楽しみとしての作業訓練」，「レクリエーション」が推奨され，アクティビティの重要性が説かれた17世紀のヨーロッパで，織物は洋裁，陶芸，靴修繕とともに医師によって処方されていた．特に職業病医学の創始者 Bernardino Ramazzini が，訓練として織物の価値を特記したことが文献に記載されている．作業療法における織物は，楽しみとしての作業活動，レクリエーションとしての要素を持つ活動として古くから評価されていたのである．米国において，1930年から50年代は作業療法における「作業」，「活動」の利用に関する文献が最も多かった時代で，1956年には Myers C が，The American Journal of Occupational Therapy (AJOT) で，織機の身体障害者の機能訓練への応用について記述している．日本においても数々の作業療法に関する技術書に織物は紹介されてきた．

2-2．治療的特性

第1の特性は，織物に使われる織機には数種類あり，それぞれの織機には特徴があることである．一般に床上織機は，大型であるため，使用はある程度広い場所に限られるが，操作時の運動可動域は大きく，足踏み式織機では，下肢での操作も加えられる．また幅広い織布を織ることができる．これに対してコンパクトな卓上織機や木枠織機は，小型のため持ち運びが容易で，操作時の運動可動域が小さく，上肢のみでも操作可能であるため，スペースの限られた訓練室，ベッドサイド，在宅でのリハビリテーションでも使用できる．さらに木枠織機は，小型で，安価な点から複数用意すればグループ活動にも使える．

第2の特性として，前述のように織物は，複数の工程から成り立っていることがあげられる．その工程の中には，多くの治療的な要素が含まれている．たとえば整経において杭に糸をかけたり，織りの工程で踏み木を踏んだり，筬を打ち込んだりするダイナミックな反復動作や，機上げにおいて経糸を筬，綜絖に通したり，糸を結んだりする静的で緻密な巧緻動作が含まれている．また糸を結ぶための目と手の協調性，両手の協応性や，糸の本数を数えたり，順番を覚えたりするための注意・集中力，記憶力などの要素も含んでいる．治療は，これらの工程の中から対象者のニーズに最も適した工程が選択され，実施することができる．

第3の特性として，織機は治療機としての工夫が容易である点があげられる．それは目的に合わせて整経台や織機の設置場所や使用方法を変えたり，使用する道具を替えたり，織機とともに滑車，ロープ，砂袋，スプリング，フレーム(作業調節枠)などを用いたりする方法によって行われる．そしてこれらの方法により，運動の方向や運動の抵抗を変化させ，段階づけができる．ここでは織機の治療的工夫例について触れておく．まず目的に合わせて整経台の使用法を変える例として，肩関節の可動域改善を目的に使用する場合，肩関節の屈曲(前方挙上)制限に対しては糸を垂直方向に，肩関節の水平内外転制限に対しては糸を水平方向に張って整経する方法がある．また上記の目的に加え肩関節屈曲・外転つまり三角筋の筋力増強目的に用いる場合は，ウエイトバンドを手関節に巻いて整経することもできる．

2-3. 活用

ここでは，前述の織物の特性を生かした対象者別の活用例を紹介する．

2-3-1. 身体障害への活用

織物の対象疾患は，脳血管障害，脊髄損傷，切断その他多岐にわたり，急性期から，回復期，維持期，終末期のどの時期でも活用が可能である．急性期の治療においては，まず基本的能力の改善が主目的となる．これに対しては，織機の使用法を工夫することにより，関節可動域の増大，筋力強化，巧緻性，協調性改善といった運動機能，感覚・運動の統合向上といった感覚・知覚機能，および糸や織った段数を数えていくことで，記憶・計算能力といった認知・心理機能の回復が期待される．

たとえば，脳血管障害などの運動，感覚麻痺を呈する対象者に対しては，織機の操作や糸を結ぶといった動作は，麻痺側上肢の筋再教育，両手協応動作訓練の目的にも使用できる．また半側空間無視などの視空間認知障害を呈する対象者には，糸を水平方向に張って，無視側の杭へ糸をかける整経を実施することで，無視側空間へ注意を向けさせることができる．

次に応用能力の改善に関しては，上肢運動機能の改善や代償手段への適応のために活用される．たとえば切断例では，義手装着での織機の操作は，フックの開閉など義手操作能力の習得が，脊髄不全損傷例では，長下肢装具装着での立位活動の習得が可能である(図1a)．回復期になると社会的応用能力に関して，職業的適応能力の改善，余暇活動の動機づけとして用いることができる．たとえば腰痛を呈する対象者の立位での整経は，立位での業務遂行能力改善すなわち職業準備状態の強化として用いられる．また作業能力の評価としても補助的に使用できる(図1b)．

ただし発病や受傷直後の急性期で，心理的ショック期の対象者にとっては，未知の活動で新しく操作方法を覚えることや，集中力や記憶力などを必要とするため導入が困難な場合が

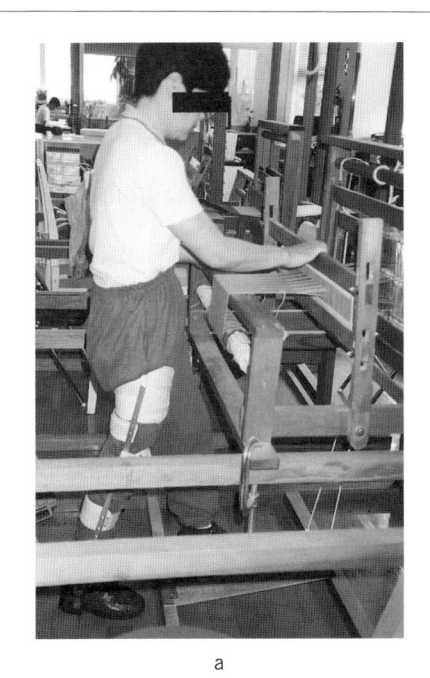

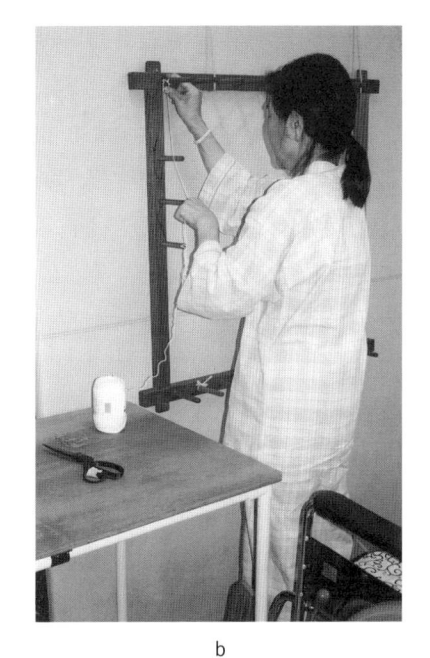

図1 治療例
　　a　脊髄損傷例(長下肢装具装着)
　　b　脳卒中例(立位バランス,耐久性改善目的)

ある．

2-3-2．精神障害への活用

　織物は，繰り返し動作ではあるが他の手芸よりも手順が複雑で，織機の操作方法を覚えるのに若干の時間と根気を要すため，急性期や不安の強い対象者には適さないかもしれない．また，対象者が慢性期でグループでの治療が多い施設では，マンツーマンでの指導が困難で，織物の活用が容易でないのが現実かもしれない．しかしながらその治療的意義も少なくないので，織物や疾患の特徴，使用する時期を考慮しながら活用することが望まれる．

　回復期前半においては，応用的能力の精神機能の改善を主目的に使用できる．たとえば，同じことを繰り返さないではいられない強迫状態の対象者には，3種類の繰り返し動作からなる織機の操作は強迫的欲求を満たし，躁状態の対象者にとっては，身体の比較的粗大な動きをともなう織機の操作は，他の手芸よりも発揚性が発揮されやすい．また妄想状態の対象者には，織布のデザインや配色を工夫することで優越欲が満たされるとともに，創造的活動と異なり手順の変更を許さない織物の工程は，現実吟味を促す機会になりうる．このような効果によって精神機能の改善が期待できる．また急性期に活動性の低下していた対象者に対しては，基本的能力における運動機能の改善を目的とした使用が可能であろう．

回復期後半から維持期には，社会的生活適応，職業的適応を目的に用いることができる．例えば織機の操作は，中断や再開が容易であるため，実施時間を設定し日課として行うことで，安定した生活リズムを取り戻すことを助ける．その上で，作業における耐久性や注意集中能力を改善し，職業準備状態を強化，維持することもできる．さらに実用的な作品を作ることができる織物は，完成した作品を自ら生活の中で使うという楽しみや，他者のために作って贈るという喜びをもたらし，生活にゆとりを与えるため，余暇活動への動機づけ目的に活用が可能である．

2-3-3．老年期障害への活用

老年期作業療法の目的には，運動機能や心理・精神機能の低下に対し，これら基本的能力の維持，改善があげられる．織物は，基本的能力に関しては，身体障害での活用と同様な活用が可能である．

また社会，家族内で役割を喪失した高齢者は，セルフケア以外の時間のほとんどを余暇にあてることになる．作業療法では，与えられた余暇時間を自分の力を発揮しつつ，自分らしくありつづけ，喪失感を埋めるような時間として有効に過ごせるような活動と社会的交流の場の提供をする必要がある．喪失感を有する高齢者が，織物で作った作品を他者に送ることや生活の中で使用すること，作品について他者と語り合うことで，他者を喜ばせ，人の役に立つといった満足感や達成感，社会的な交流の場を得る機会になる．痴呆や自己評価の低い高齢者に子どもっぽい活動を実施することは，大人の尊厳を損なうもので，使用は避けたい．織物は，単純動作の繰り返しではあるが，実用的な作品を作ることができ，比較的大人向けの作業であることから，対象者の自信づけにも役立つであろう．

2-3-4．発達障害への活用

発達障害領域においては，子どもの主体的な活動である遊びが主要な治療手段になる．

織機の操作は繰り返し動作であることから変化が少なく，糸の処理など巧緻性を要求されることなどから，子どもにとって遊びとしては馴染めない活動かもしれない．しかし活動を治療者との共同作業で，たとえば整経や筬の操作といった，ごく限られた動作のみを行うことでも関節可動域や姿勢・運動パターンの改善，集中力，視覚認知機能の改善など基本的能力の改善と，上肢機能などの応用的能力の改善目的に活用が可能である．また維持期，高学年の対象者で，織物に興味を示した場合，余暇活動への動機づけとしても利用可能であろう．

2-4. 効用

織物は，前述した特性を有しているため，対象者のニーズに合わせ，必要な活動を選択して活用でき，「2-3．活用」で述べたように多くの障害を呈する対象者に対しさまざまな効用が期待できる．「2-3．活用」で述べたことを整理するために，期待され得る効用を表1にまとめておく．

表1 織物の効用

内容	領域	医療	保健　福祉　教育　職業
基本的能力	運動	協調性・巧緻性改善，筋力強化・筋再教育，関節可動域拡大，姿勢・運動パターン改善，全身耐久性改善	身体運動機能の維持・悪化防止
	感覚・知覚	感覚・知覚再教育，感覚・運動の統合向上，代償促進	感覚・知覚機能の維持，低下防止
	認知・心理的	認知・心理的諸機能の改善，代償促進	認知・心理的機能の維持，低下防止
応用的能力	上肢動作	上肢運動機能の改善	上肢運動機能の維持，低下防止
	知的・精神的能力	知的・精神機能の改善，維持，低下の防止，代償方法の指導・援助	
	代償手段の適応	車椅子，各種装具適用準備，自助具の適用	
社会的適応能力	社会的生活適応	社会的関係機能の改善，維持，低下防止	
	職業的適応	職業準備状態の強化・維持	
	余暇活動	余暇活動への動機づけ，指導・援助	

(作業療法ガイドライン1996年度版．日本作業療法士協会，1997．より改変)

2-5. 工夫・応用

使用する道具を替える例として，肩関節の外転制限の可動域改善目的に，緯糸を通す杼の長さを改善の程度に合わせ，短いものから徐々に長いものに替えたり，筋力増強目的に杼に付けるウエイトを段階的に重くする方法などがある．砂袋やスプリングなどを用いた例として，足関節の底屈筋群の筋力強化目的に，図2aのように綜絖枠に砂袋をつけて踏み木を踏ませたり，大腿四頭筋の筋力強化目的に，図2bに示すように，滑車，ロープ，四肢用カフ，

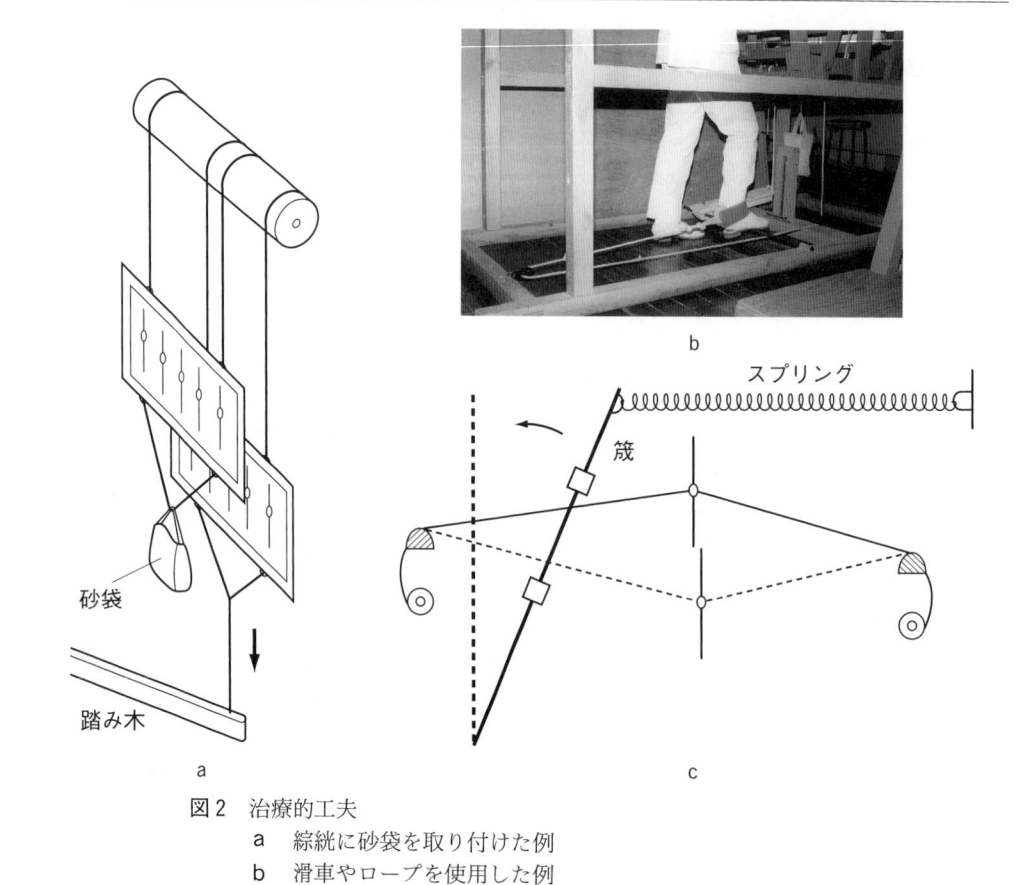

図2　治療的工夫
　a　綜絖に砂袋を取り付けた例
　b　滑車やロープを使用した例
　c　筬にスプリングを取り付けた例
（和才嘉昭：理学療法作業療法マニュアル　リハビリテーション医療器械器具のすべて（原　武郎・編）．医歯薬出版，1972より改変）

織機を囲むフレーム（作業調節枠）を用いて抵抗をかける方法がある．また肘関節屈筋群の筋力強化目的に，筬枠にスプリングをつけることもできる（図2c）．さらに使用する材料，すなわち糸の素材，太さ，色を考慮することでも作業の難易度が変えられる．たとえば手指機能障害や軽度の視知覚障害を呈す対象者には，太くて，色のはっきりした糸を用いると作業が比較的容易になる．

　織物は応用性が非常に広い．たとえば織り方を変えたり，裂いた布を緯糸に用いて裂織りにしたり，木枠織機を用いた段通織りなどにすることもできる．また緯糸を自由に張り巡らせて絵を描いていく額絵，木枠の変わりに小枝を組み合わせて作った枠に糸を張り巡らせてオブジェを作ることもできる．

　以上のように織物は，対象者のニーズ，回復状況に合わせて，織機や工程が選択でき，また種々の治療的工夫が可能な活動である．織物は，どちらかといえば女性に好まれるが，対象となる年齢層は幅広く，前述のような特性を有しているため，急性期から回復期，維持

期，終末期を通して，多種多様な疾患，障害の対象者に適応できる活動である．

参考文献

石崎朝子・監修：自宅で作る織りもの．淡交社，2002．

作業療法関連科学研究会・編：作業の科学 Vol.1．協同医書出版社，1999．

内藤　朗・編：手軽に楽しむ　手織りの小物．ブティック社，2001．

内藤　朗・編：手織り．ブティック社，2002．

矢谷令子・編：作業療法概論(作業療法学全書1)，改訂第2版．協同医書出版社，1999．

Estelle B. Breines：Occupational Therapy Activities From Clay To Computers Theory And Practice．FA Davis Company，1995．

〔川上千鶴子〕

5　モザイク

1. モザイクの一般的特性

1-1. モザイクについて

　モザイクとは，タイル，ガラス，大理石，木などの素材を小片にし，図案にしたがって基板に並べて貼りつけた装飾品や実用品などを作る技法である．最古のモザイク作品は，古代メソポタミアのシュメール人が作った箱型の「ウルのスタンダード」であると言われている．またイタリアのラヴェンダにある聖堂の内部のモザイクは，ガラスや大理石が光をよく捉えるよう不規則に施されており，ダンテが『神曲』の中で「色彩の交響曲」と形容したほど神秘的で象徴的な意味合いを帯びている．モザイクには，壁掛け(図1)やコースターなど手軽に作ることができる工芸的な作品の他に，当時の人々の生活を想像できる歴史的，美術的な作品が含まれる．

　タイルモザイクは一般的に次の2つのタイプに分けられる．

　①カラータイルを割ったり，カットして，大小さまざまなタイルを自由に図案に貼っていくものであり，作業療法でよく利用される．

　②同じ形のカラータイルを規則的に並べ，貼りつけたもので，建物の床や壁などにみられるもの．

　作業療法に利用されるモザイクは，素材としてタイル，合成樹脂(以下，樹脂製モザイク)，卵殻などが多い．ここではタイルモザイクの他に，使いやすく安全性の高い樹脂製モザイクも取り上げる．

1-2. 場所，材料，用具，管理

1-2-1. 場所

　作業療法室やデイケアの一室などで行うのが一般的である．病室や自宅でも行える．タイルカットのときの音に敏感な人への配慮は必要である．畳やジュータンを敷いた部屋では，モザイクの破片で足をケガすることがあるので，適さないかもしれない．

材料および用具：表1参照

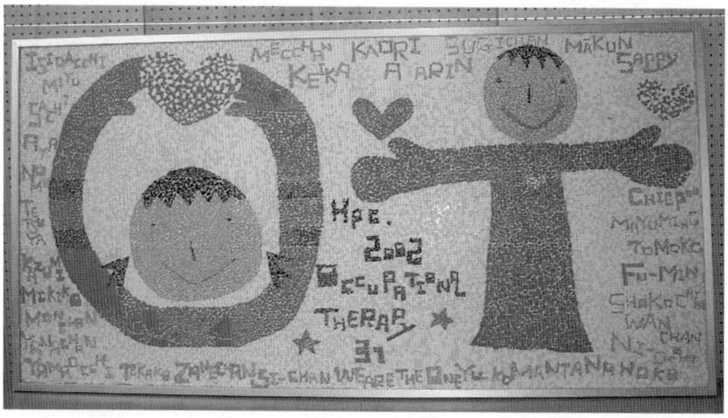

図1　壁掛け
　　　（共同作品：広島県立保健福祉大学学生，縦 90 cm×横 180 cm）

表1　材料および用具

	タイルモザイク	樹脂製モザイク
割る，またはカットするための用具	モザイクニッパー タイルニッパー オイルカッター カッティングオイル スポイト 金槌 平らな石 タオル	鋏
目地材を練るのに必要な用具	練る容器 水を入れる容器(紙コップなど) ゴムベラ ゴム手袋	
目地材を拭き取るのに必要な用具	ティッシュペーパー ウェットティッシュ 拭く布；ぼろきれ，タオルなど	
その他の用具および，あると作業しやすい用具	チャコペーパー(カーボン紙) 鋏，カッター ピンセット 刷毛 マスキングテープ 両面テープ(立体の基板に小片を仮置きするときなどに使う) セロハンテープ 白紙，鉛筆，色鉛筆，クレヨン ビニール袋(数枚)，木ベラ 軍手，スポンジ，タオル	
必要な材料	タイル 作品に応じた板など 接着剤(大・小) 目地材 石こう ホイップ粘土 ニス	樹脂でできたモザイク

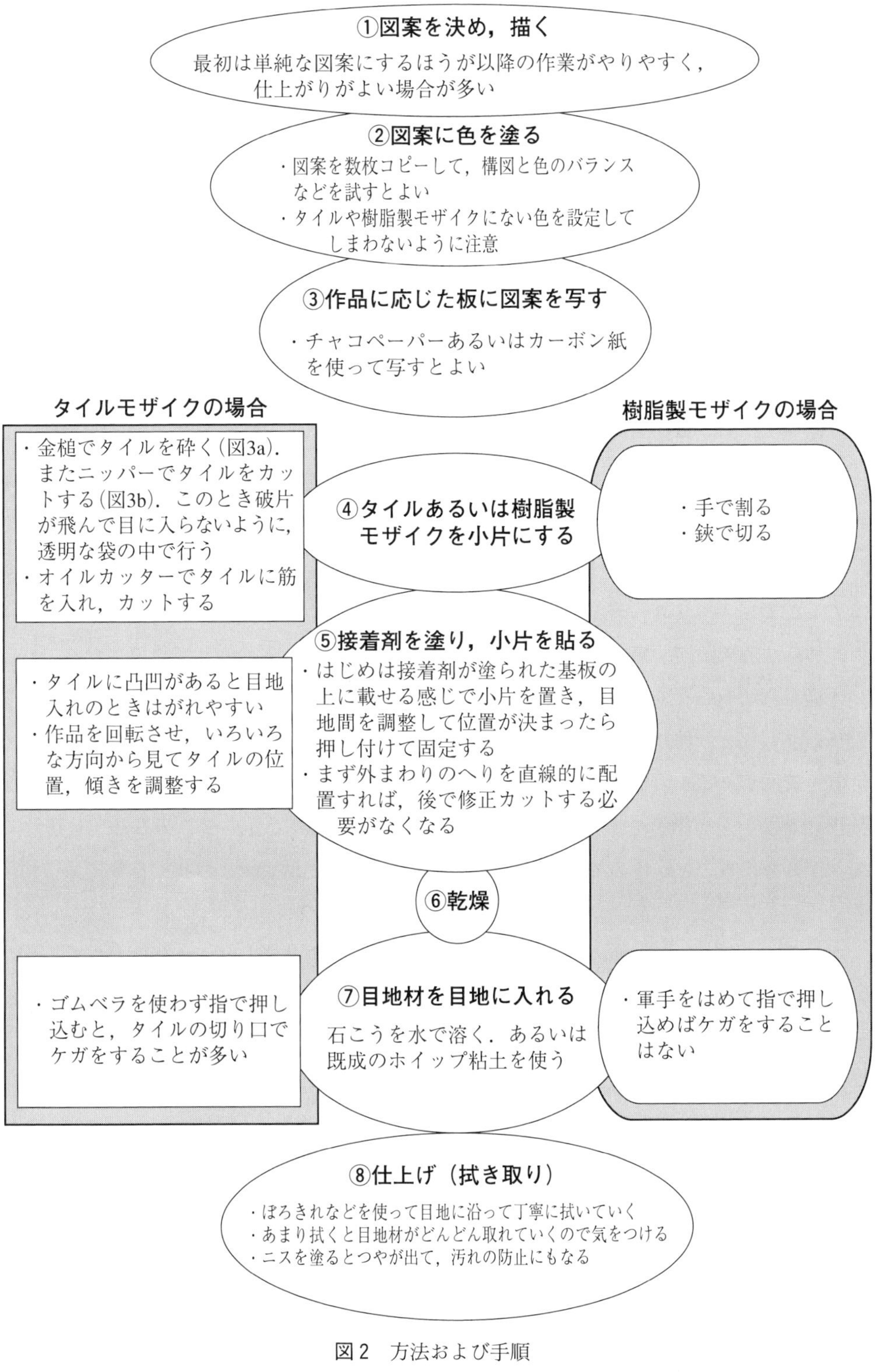

5 モザイク

①図案を決め，描く
最初は単純な図案にするほうが以降の作業がやりやすく，仕上がりがよい場合が多い

②図案に色を塗る
・図案を数枚コピーして，構図と色のバランスなどを試すとよい
・タイルや樹脂製モザイクにない色を設定してしまわないように注意

③作品に応じた板に図案を写す
・チャコペーパーあるいはカーボン紙を使って写すとよい

タイルモザイクの場合

・金槌でタイルを砕く（図3a）．またニッパーでタイルをカットする（図3b）．このとき破片が飛んで目に入らないように，透明な袋の中で行う
・オイルカッターでタイルに筋を入れ，カットする

樹脂製モザイクの場合

・手で割る
・鋏で切る

④タイルあるいは樹脂製モザイクを小片にする

⑤接着剤を塗り，小片を貼る
・はじめは接着剤が塗られた基板の上に載せる感じで小片を置き，目地間を調整して位置が決まったら押し付けて固定する
・まず外まわりのへりを直線的に配置すれば，後で修正カットする必要がなくなる

・タイルに凸凹があると目地入れのときはがれやすい
・作品を回転させ，いろいろな方向から見てタイルの位置，傾きを調整する

⑥乾燥

⑦目地材を目地に入れる
石こうを水で溶く．あるいは既成のホイップ粘土を使う

・ゴムベラを使わず指で押し込むと，タイルの切り口でケガをすることが多い

・軍手をはめて指で押し込めばケガをすることはない

⑧仕上げ（拭き取り）
・ぼろきれなどを使って目地に沿って丁寧に拭いていく
・あまり拭くと目地材がどんどん取れていくので気をつける
・ニスを塗るとつやが出て，汚れの防止にもなる

図2　方法および手順

方法および手順：図2参照

管理：

①接着剤がついてしまったピンセットなどは，すぐに拭きとっておく．

②セメントのついたゴムベラ，容器，拭布はすぐに洗っておく．

③セメントは水道に流すと詰まるので，紙に包んで捨てる．

④カット済みの余ったタイルは，色別に分けて保管すれば別の作品に使える．

⑤作業が終わり，作業台の清掃をするときにもタイルの破片によるケガに注意する．

1-3．モザイク活動の特性

①作業の工程が比較的単純である．

②構成的な作業であり，学習しやすいため，特別な技能や高い知的能力は比較的求められない．

③タイルに限らず類する種々の素材が利用でき，色彩が豊富で，形，大きさを自由に変えることができ，バリエーションに富んだ作品ができる．

④あらゆる年齢層，男女，精神あるいは身体に障害をもつ人に対して適用される．

⑤作業療法への導入として，また，楽しみや趣味，さらに集団での共同作業における対人関係の学習など，種々の目的のために利用される．

⑥一般的にタイルの素材は，樹脂製モザイクに比べ，色の種類が豊富で，光沢があるので仕上りがよい．樹脂製モザイクは，手で簡単に割ることができ，鋏で切ることも可能である．ケガをすることが極めて少なく，安全性が高いので，個別および集団作業療法に利用しやすい．

⑦必要とされる用具は他の作業に比べて少なく，材料も入手しやすい傾向がある．

2．治療的活用

2-1．療法としての背景

2-1-1．身体面

①タイルニッパーを握りタイルをカットするという動作を利用して，手指の把握力，上肢筋力を増強する．

②タイルの小片を目的の場所に並べる動作を利用して，手指巧緻性の改善，目と手の協調性の改善，および関節可動域の維持，改善を促す．

2-1-2. 精神面

①タイルをカットすることで，攻撃性や衝動性の発散が期待できる．

②タイルをカットし，小片を並べ，作品を完成させるために，精神的な集中力や耐久力を高めることができる．

③工程が比較的単純であるので，作品が完成することが多く，達成感を得る目的で利用されやすい．

④共同での製作により，対人交流をもち，協調性の改善になる．

2-2. 活用

2-2-1. 基本的能力

①運動：タイルの小片をつまみ，目的の図案の場所に置くことにより，協調性，巧緻性の改善，筋力強化，関節可動域の拡大が期待できる．この作業は完成に長い時間が必要であるため，全身持久力の改善に利用できる．ハンマーでタイルを割る(図3a)ことやニッパーを握ってタイルをカットする(図3b)ことで手指の把握力，上肢の肩甲帯，肩，肘，手関節筋の同時収縮力が促される．

ニッパーを握るほどの屈曲力がない手では「接着剤を押し出す」ということで弱い屈曲力を強化できるし，さらに全指屈曲・伸展の訓練にも利用される．

②感覚・知覚：タイルカット，貼りつける工程は，繰り返しが多く，知覚運動技能の向上を促すことになる．樹脂製モザイクを両手で割るときに感覚入力が増し，知覚再教育が促される．また健側でタイルを持ち，患側で接着剤を押し出すことにより，両上肢の運動を通して感覚が入力され，視覚，固有感覚など再統合される．

③認知・心理：図案の適切な場所にカラータイルを貼ることにより，注意・集中力，記銘・記憶力，視空間認知などの認知・心理的諸機能の改善が期待できる．

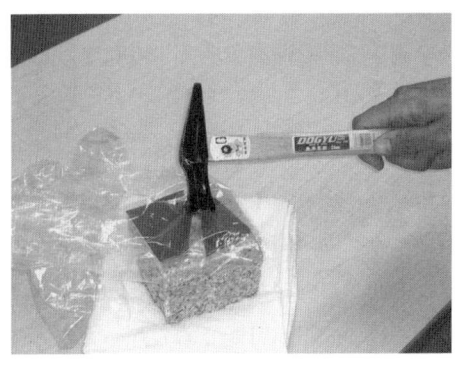

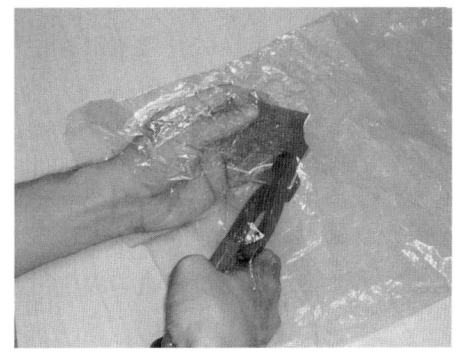

a   b

図3 タイルを割る・カットする(ビニール袋の中で)

2-2-2. 応用的能力

①上肢動作：タイル割りのハンマー使用，タイルカットのニッパー使用による把持，保持能力の改善と機器操作の向上が促される．

②知的・精神面：タイルをカットすることは，気分の発散につながる．どのようなモザイク作品にするか考え，素材や図案などを決定する機会をつくることで，知的・精神機能の改善・維持，低下防止に利用できる．

2-2-3. 社会的適応能力

①社会生活適応：この作業を集団で行うことで，言語的コミュニケーション，対人交流，集団内での人間関係，役割行動，場面適応などの社会的関係技能の改善，維持，低下防止が期待できる．

②余暇活動面：手軽に作ることができ，比較的見栄えが良く，実用的な作品ができることなどから，余暇活動への動機づけが可能である．

2-3. 効用

2-3-1. 急性期

疾病や障害の質，程度に応じて主に基本的能力の回復・改善・促進を図る．

①運動：小片の大きさを変えることにより，巧緻性の程度を段階づけることができ，巧緻機能の回復，改善をもたらす．モザイクの作業は完成に長い時間が必要であるため，活動中の座位や立位の時間を段階的に調整することにより，全身持久力の向上を図ることができる．たとえば，座位では背もたれのある安定した大きな椅子から，徐々に背もたれのない小さな椅子などを設定し，全身持久力の向上を図り，早期離床を促進させることができる．ニッパーを握ってタイルをカットするとき，タイルの厚さを段階づけることにより，手指の把握力，上肢筋力などの機能を効果的に改善できる．

②感覚・知覚：片麻痺の患側で樹脂製モザイクを両手で割る回数を多くするなど，感覚入力の機会を増すことで，知覚再教育がいっそう促される．

③認知・心理：注意・集中力，記銘・記憶力，視空間認知などの機能に対しては，対象者の能力に応じて，注意・集中力の時間は短いから長いへ，図案は単純から複雑へ，タイル貼りは単色から複数の選択を必要とするものへ段階づけると効果的である．タイルを貼る作業は，同色の図案内であれば，小片の大きさ，位置，方向を自由に決めて貼ることができ，失敗することが少ない．たとえ貼り間違いがあっても，後で修正が可能であるため失敗体験として意識されず，極度の挫折感は少ないので，自信の回復を図りたい対象者に有効である．形のあるタイルを破壊し小片にする行為は，決断力および判断力を養うことになる．目地を

埋めると図柄がはっきりして美しく見え，見栄えがよくなり，達成感が得られる．

2-3-2. 回復期

基本的能力から応用的能力の改善・促進，学習・維持などを図る．

①上肢動作：健側でタイルを持ち，患側で接着剤を押し出すということ(図4a)や，樹脂製モザイクを両手で割るということは，両手(同時)動作訓練としても利用でき，効果的である(図4b)．図案上の適切な位置にタイルの小片を置く動作は，母指と示指でつまむ動作，巧緻性および目と手の協調性が要求される．このとき，ピンセットを使ってタイルをつまんだり並べたりするには，より高度な感覚・運動能力の訓練になる(図5)．

②知的・精神面：タイルをカットすることは，気分が高揚し，落ち着かない患者に対してエネルギーの発散になり，有効である．脳障害をもつ人が，作品の素材や図案を決めるとき，構成力，企画力，表現力などの機能の改善・維持，低下防止に利用できる．また各々の作業工程の内容に対する理解力や，タイルの色，大きさと貼る位置などを決める判断力の機能の改善・維持，低下防止に利用できる．

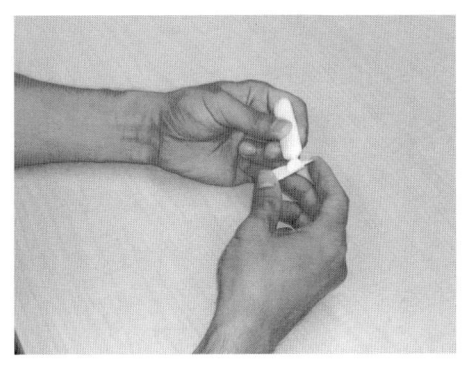

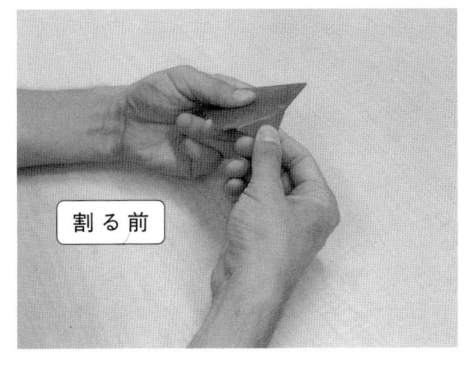

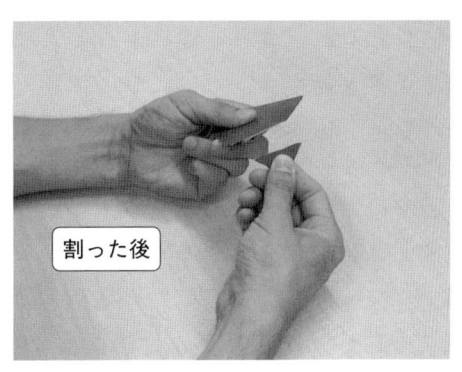

図4 両手(同時)動作：a タイルと接着剤，b 樹脂製モザイク

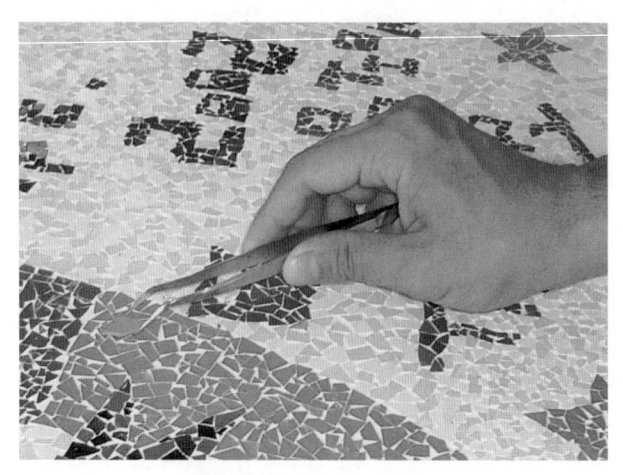

図5　ピンセットの使用

2-3-3．社会的適応能力

①社会生活適応：ひとつの工程である小片のタイルを貼る作業は，対象者を動機づけて集団で行う共同作業へ導入しやすい．複数の人数で大きな作品を製作する場合，話し合いの場をもち，メンバーそれぞれに関連した図案にすると愛着が湧き，作業意欲が増すことも多い．また他の人と言語的・非言語的交流をもち，協調し，あるいは妥協しながら作品を完成するということを経験するよい機会にもなる．最初は小さなタイルをひとつずつ貼っていく地道な作業が，最終的に共同作業を通してまとまったひとつの作品になるので達成感が得られる．これらの共通の体験を通して，メンバー間の結びつきが強くなり，集団への所属意識が高められることもある．また職業的適応の準備段階としての利用することも可能である．

②余暇活動面：余暇の時間を有効に利用することで，生活のリズムが整い，適応的な社会生活を送ることが期待できる．

2-4．工夫・応用

①正確にタイルをカットしたいときは，オイルカッターを使い，タイルに筋を入れておき，ニッパーでカットするとよい．

②樹脂製モザイクは両手で割ることができ，加工しやすい．またケガをすることがなく，安全性が高いので，種々のモザイク製作に応用できる．知的に問題のある人や視覚・視知覚に障害のある人の場合は，赤と黒などはっきりした対比のある色の樹脂製モザイクを利用するとよい．

③ホイップクリームのようなキメの細かな，なめらかな液状紙粘土がチューブ容器に入っている既成のホイップ粘土を使うと，目地材を水で練る手間が省け，便利である．

参考文献

石谷直子：精神科作業療法．星和書店，1997．

鹿島晴雄，加藤元一郎，本田哲三：認知リハビリテーション．医学書院，2001．

日本作業療法士協会・編著：作業―その治療的応用．協同医書出版社，1985．

日本作業療法士協会・監修：身体障害(作業療法学全書4)，改訂第2版．協同医書出版社，1999．

原　恒夫，原百合子，原　里枝：タイル・モザイク．大月書店，2000．

Pedretti LW(宮前珠子，清水　一，山口　昇・監訳)：身体障害の作業療法，改訂第4版．協同医書出版社，1999．

タイルクラフト．雄鶏社，2000．

はじめてのタイルモザイク．日本ヴォーグ社，2001．

モザイクタイル．雄鶏社，2001．

〈山田　大豪〉

6　籐細工

1. 籐細工の一般的特性

1-1. 籐細工について

　籐細工は手で一目，一目編んで作るものである．堅い籐の芯はもともと1本のヒモ状のもので，10分ほどぬるま湯または水につけておくと，とても柔らかく，ちょうど紙ヒモのようになる．それを何本か組み合わせて籠や皿などを作るわけである．籐は産地や質，太さなどにより様々な種類に分かれるが，一般的に使われる籐の芯は直径2mm程度の丸芯である．また籐はヤシ科の植物であり，その性質は軽く強靱で弾力に富んでいる．地球上で最も長いつる状の茎を持ち，その長さは50mを超えるものもあると言われている．竹と同じようにふしがあるが，中は空洞ではなく繊維になっている．外皮は厚く細長い葉が交互に生えて，とげが所々にある．

　さて，日本では昔から籐は珍重されていた．正倉院に保管されている籠から現在使用されている籠まで，籐は約1000年の歴史とともに生き続けている．重籐の弓，かつら籐の弓，槍やなぎなたの柄巻き，鎧のかがりなどの武器にも多く使われてきた．一方，竹細工も竹が軽くて強く，加工が容易なことから，日本では武具や楽器，調度品によく使われてきた経緯がある．

　さらに籐は建築に使われることも多く，神社仏閣建築の際にも欠かせない素材だったようである．一方，家具に籐が使われはじめたのは明治時代以降のことと思われる．当時はきわめて趣味性の高いものであった．戦後しばらくの間途絶えていた籐家具の製造は，米軍の駐留によって復活し，その後昭和50年代に入ってからめざましい発展があり，現在のような隆盛をみるまでになった．身の回りの生活用品には現在，プラスチックや金属などの工業製品が多いが，その中でも籐の持つ自然素材の良さ，あたたかさ，優しさが籐そのものの人気を支えているわけである．

1-2. 場所，材料，用具，（場所や道具や保管上の）管理

　織物が緯糸と経糸で織られていくのと同様に，籐も織物の緯糸に相当する竪芯と経糸に相

当する編み芯があり，両者で底を組んでいき，次に胴を編み込み，最後に縁の始末を行って完成となる．このように竪芯の柱に編み芯を編みつけていくということが，古来からあるかご編みの法則であり，したがって竪芯は堅くて丈夫なもの，編み芯は柔らかくてしなやかな方が編みやすいことになる．また籐は湿らせて使うので，作業終了後濡れた箇所をよく拭いておく必要がある．また製作途中の作品を湿気の多い所に置かないように注意する．その都度きちんと乾燥させて保管するのがよい．なお実際に作業を行う場所は特に制限を受けない．一般的な作業療法室，病室，在宅など様々な場所において利用可能である．

1-2-1．使用用具

①鋏：先のよく切れるもの，花鋏なども使いやすい．刃先の短いものの方が力をいれやすく，きれいに籐を切ることができる．
②鉛筆：寸法を割り出すことや作図に使う．
③目打ち（または千枚通し）：編み目の間に足し芯をする場合，すき間を作るのに便利である．先が尖り過ぎていない方が籐を傷つけない．
④ドライバー：編み目，竪芯の間隔をきれいに整えるのに重宝する．
⑤物差し：採寸に必要である．巻尺もあれば円周，縁回りの寸法を測るのに便利である．
⑥金槌：釘を打つのに使用する．
⑦大小の釘：大きい釘は大きい作品を作る際に，太い籐で土台を組む場合に使用する．また小さい釘は各編みの竪芯を組む際，はじめに数カ所，寸法の書いてある板に，竪芯を仮に固定するのに使用する．

1-2-2．作業工程

詳細は市販の技法書を参照のこと．

1-3．籐細工活動の特性

籐細工は編み方の基本を習得すれば，1つの工程自体は繰り返しの要因が多く，対象者に連続した同一の動作を繰り返し与えることができる．またかご編みの場合，胴の編み込みから縁の始末に至る工程では，編むから組む，結ぶ，ねじる，巻くなどの比較的変化に富んだ動作も提供することが可能で，対象者を飽きさせない．籐細工活動の特性として作業肢位は立位も可能であるが，通常座位で行われることが多く，底を組んでいく工程では上肢の運動範囲は前腕部から末梢の，特に手指の動きが要求される．胴部分を編み上げていく際や縁の始末の工程では，上肢中枢側の動きが要求される場合がある．また1つの作品を作り上げていく過程で籐の長さを見積もること，作業に必要な長さと本数を計算することや編み方の手

順を理解し習得することが必要となる．

2．治療的活用

2-1．療法としての活用

　従来，籐細工は作業療法において治療的活動として広く用いられてきた．主な活用は上肢機能に関してのものである．その中には手指機能，片麻痺患者への適用などがあるが，さらに作業姿勢，肢位を工夫することによって作業耐久性などについても活用されている．また籐細工は一旦編み方を覚えると，1つの工程の中ではその編み方の繰り返しの要素が強い作業であり，作業集中力の向上，知的能力への働きかけが可能である．さらに1つの編み方を習得すれば，別の作品へと応用が効きやすいという利点もあり，動作学習の汎化を評価したり，促したりすることも可能な活動であるといえる．

　適応疾患としては，身体的な面では手指機能に障害を持つ頸髄損傷例および頸髄症例，骨折や末梢神経損傷などの整形外科疾患例など．また両手動作が可能な片麻痺例，失調症例などに適応がある．さらに多くの工程では手指機能すなわち上肢末梢の動作が主となるので，上肢中枢部に運動制限のあるリウマチ例や上肢近位部に筋萎縮を来たす疾患例などに対して，残存能力活用の場として利用される．作業耐久性や集中力，知的能力への適応では，特に上肢機能に障害がない例においても利用されうる．

2-2．活用および効用

　上肢の関節可動域増大，筋力増強といった運動面での利用を考える場合，積極的な増大，増強というよりも関節可動域，筋力の維持目的で使われることが比較的多い．また手指の巧緻性の向上については現在能力として可能な動き，すなわち作業能力を発揮する手段としての性格が強くなる．つまり上肢，特に手指の障害を持ちながらも，その能力の範囲内でできる活動範囲を広めていくという効果である．同時に1つの作品を完成させることによって，対象者が自己の能力に気づいていく過程で，現実検討を促すという心理的効果もある．

　耐久性の向上・維持については作業工程そのものよりも，作業肢位が重要な要素となる．通常は座位で行われることが多い作業であり，座位保持向上の目的で活用される場合もあるが，あえて立位で実施し，その肢位での耐久性向上，立位保持能力をはかるのも1つの治療的応用となる．耐久性向上には対象者がいかに興味を持ってその作業に取り組むかという，心理的側面も重要な要素となる．また，より実際的な訓練が必要な場合，あえて作業という手段を選ばず，必要な動作そのものを活動として選択し，耐久性の向上をはかるのが場合に

よっては現実的なことがある．例えば立位での家事動作，座位での事務作業などである．つまり，生活活動のシミュレーション訓練のように目標志向的で，かつ確実で早急な効果が求められている場合は，訓練全般を通じて籐細工などの作業が選択される意味合いは薄くなると考えてよい．むしろ一連の訓練への導入として捉えた方が現実的であると思われる．

　上肢使用，上肢動作面という限局した治療目的を考えると，片麻痺患者では患側手に補助手程度の随意性がある場合が好都合である．すなわち底を組む工程において患側手をできあがっていく底の固定，すなわち保持に用い，健側手で実際の組む作業を行う，両手動作の場合の利用が考えられる．すなわち両手動作としての活用の中で，患側で支持や保持を行いながら健側での活動を促すということである．また工程の中で籐細工の底の向きを変える活動を行うことにより，患側手の動的支持および保持能力を促すこともできる(図1)．

　知的・精神的面として，1つの作品が比較的短時間でできることから，作業遂行により成功体験を持たせることができる．その場合，完成作品への愛着が大きければ，対象者から継続的に興味を引き出せ，形の異なった作品への応用が続けて可能となり，余暇活動への動機づけ，ひいては障害受容へのアプローチを行うことも可能である．また工程の中で籐の長さを見積もること，必要な長さと本数を計算することや，組み方の手順を理解することにより，計算能力，理解力・判断力や論理的思考を要することになり，知的刺激として活用される．しかし痴呆を有する対象者では，その程度によっては作業の導入そのものが困難な場合がある．一方，逆に手続き記憶として作業工程が一旦把握されれば，痴呆を有する対象者でも活動の習熟が可能な場合もある．籐細工はある程度の知的低下がみられても，継続して行うことのできる作業であり，医療機関以外の更生援護施設，授産施設，その他種々の作業所などで，作業種目として取り入れられることが多いのも特徴である．したがって，職業訓練

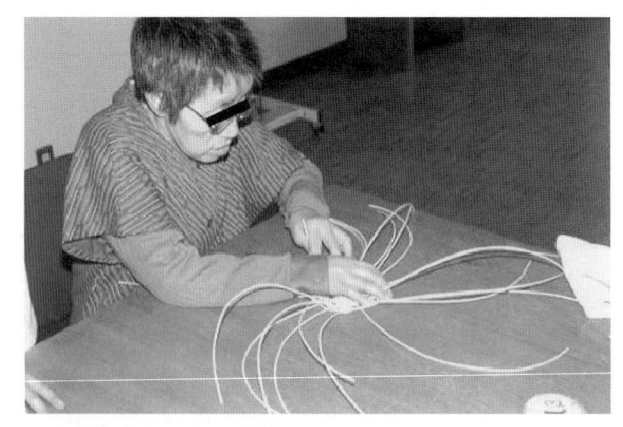

図1　片麻痺患者に対する籐細工の活用
　　　患側の右上肢で底を固定しながら，同時に健側の左上肢で編みすすんでいる．すなわち，患側上肢で支持や保持を行いながら，健側上肢での活動を促している．

の前段階として利用されることもある．すなわち作業耐久性，作業能率，作業習慣，作業習熟，心理的耐久性などに対し，それぞれ評価および能力向上をはかることが可能である．すなわち回復期から維持期にかけて，医療から保健，福祉，職業領域でと広範囲に利用されることの多い活動であるといえる．

次に籐細工の記憶機能に対する活用について触れる．籐細工は一旦編み方を覚えると，1つの工程の中ではその編み方の繰り返しの要素が強い作業である．編み方の習得という，残存する手続き記憶を利用しながら，個々の作業場面でのエピソード記憶の想起を刺激していく方法が考えられる．これは健忘症者に対する記銘・記憶力に対する活用であるが，籐細工では健忘症患者でエピソード記憶に障害があっても，手続き記憶により作業工程の手順を習得することが可能であり，その習得のプロセスの中でエピソード記憶の想起を促し，必要に応じてメモなどの代償的方法を導入していくアプローチが可能となる．

また籐細工は基本的には触覚だけでも作業遂行が可能で，視覚障害者にも適応される場合がある．浅井らは，高次脳機能障害としての視覚の障害，すなわち視覚失認症例への籐細工の適応について報告している．この報告では，籐の編み目の誤りを視覚的に認識できない例に対し，視覚以外の触覚，関節覚などの代償機能を活用し，症状を克服する訓練を行っている．すなわち残存する体性感覚をフルに活用し，視覚認知の障害を補っているわけである．報告では，さらに編み方の手順動作そのものを言語化することで，誤りに気づくようにもアプローチしている．このように籐細工は視覚と主に体性感覚を統合していくアプローチを行う際に，有用な作業種目であるといえる．

2-3．工夫，応用

籐細工と同様の工程を有するものとして，アンデルセン手芸や紙紐細工があるが，詳細は「7 紙細工」を参照すること．

参考文献

浅井憲義，安田奈穂，吉見契子，神田　直，前田真治：籐細工と組み紐を用いた視覚失認へのアプローチ．作業療法 19：43-51，2000．

小畑郁子：籐を楽しむ本—基礎と応用．日本ヴォーグ社，1999．

栗原トヨ子：作業療法に用いられる手工芸とその指導法—種目(金子，鈴木・編：作業療法総論—第2版)．医歯薬出版，pp. 262-291，1999．

栗原トヨ子：籐細工(日本作業療法士協会・監修：基礎作業学(作業療法学全書2))．協同医書出版社，pp. 277-285，1990．

花岡寿満子，清水万紀子：脳血管障害(石川，古川・編：図解作業療法技術ガイド)．文光堂，pp. 316-331，1998．

真木雅子：籐工芸．マコー社，1997．

Rattan 籐について（http://www6.plala.or.jp/yabekoubou/rattan.html）．

(砂原　伸行)

7　紙細工

1. 紙細工の一般的特性

1-1. 紙細工について

　ヨーロッパ各国の紙の語源となっている「パピルス」は，古代エジプトで使用された書写の材料で，水辺に生える水草のことである．当時は，この水草の芯を薄く広げて書写に使用していた．現在，私たちが一般的に理解している「紙」とは異なったものであり，今日使われている「紙」の原型は，中国で発明されたものである．植物繊維を細かく砕いて，漉いて作ったものであり，初期の製紙では麻が主な原料であったが，次第に多くの植物繊維が使用されるようになり改良されていった．このように歴史的に「紙」は書写を目的として作られたものであるが，次第に機械化，工業化され，生産量の増加とともに用途も広がっていった．印刷や書写，型紙，装飾，創作活動などの用途以外にも，包装を目的とした「包み紙」や板紙を材料にした「紙器」をはじめ，外界から遮断するための壁紙や障子紙などもある．また，吸水性があることから，ティッシュペーパーやトイレットペーパーなどの加工原紙も製造されるようになった．

　こうして作られた「紙」は，作業療法場面における手工芸（クラフト）の中でももっとも多く用いられる材料である．「紙細工」の主な活動は，"切る"あるいは"ちぎる""折る""接着する"といった要素からなり，単純な要素であるため「切り絵」や「はり絵」をはじめとして多種多様な作業種目の広がりがある．また，日本文化の象徴である「折り紙」もある．

1-2. 場所，材料，用具，管理

1-2-1. 場所および管理

　机上での作業が主となるため，作業台の配置や作業に適した作業台の高さの調整が必要となる．切り取ったりちぎった紙は，散らばらないように個人別の受け皿を置いたり，次回に継続して活動する場合には，個人別のビニール袋やケースに納めておくとよい．

　また，鋏やカッターナイフなど，切るための道具を保管する場合には，使用に際して危険のないように，あるいは使いやすいように刃先を閉じておくこと，刃先にキャップをして保

管するなど注意する．仕上げにラッカーなどの揮発性薬品を使う場合には，密閉された場所ではなく，換気のきいた場所で塗ったりスプレーを用いるなどの留意が必要である．

1-2-2．材料および道具

紙の製法は中国から世界各地に広まっていったが，原料は異なっている．わが国ではコウゾ，ミツマタなどの靱皮繊維を使っていたが，ヨーロッパでは綿ぼろ，藁（わら）なども使われた．「パルプ」は，細かい個体粒子と液体とが混合した流動性のある，どろどろした物質のことを指し，紙の製造に用いる中間体の植物体繊維が水に懸濁したものである．竹や麻のパルプもあるが，世界のパルプの9割以上は木材パルプである．

新聞紙，印刷用紙，筆記用紙，クラフト紙など三十数種の紙は，JIS（日本工業規格）によって，その原料，寸法，強度などが規格化されている．また，その最大の特性は薄くて吸液性があり，多孔性構造をもっていることである．そのため鋏やカッターなどでも加工がし

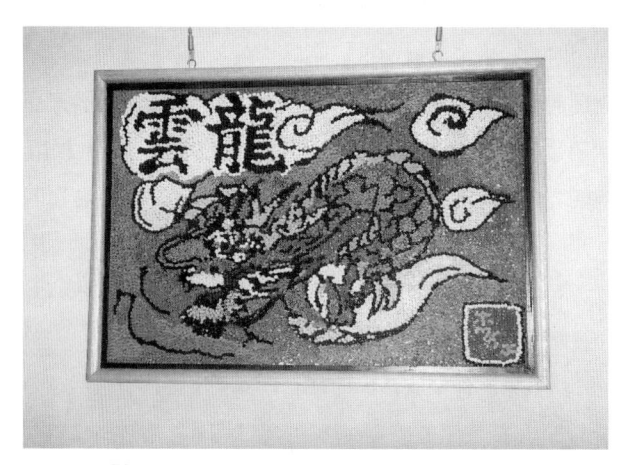

図1 ロールピクチャーで作成した竜の絵

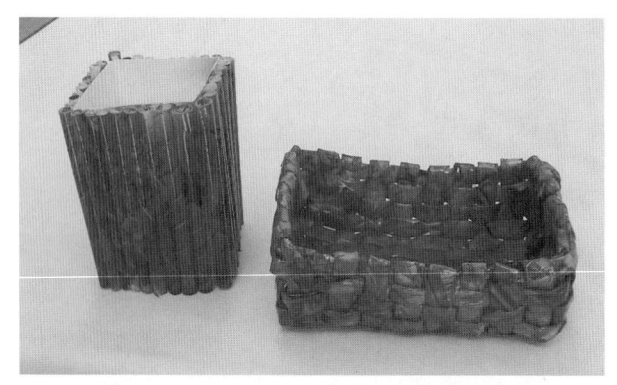

図2 マガジンペーパーアート（広告チラシを活用した筆立てとペン皿）

やすく，水などを吸うことによって柔軟になる．このことが長所にもなり短所にもつながってくる．

　クラフトに使う紙も，漉いた和紙をはじめ千代紙や洋紙，画用紙，加工紙(ダンボール紙，牛乳パック)と幅が広い．また，作業療法場面では，アンデルセン手芸に代表されるように，印刷されたマガジンペーパー(雑誌)や広告チラシの紙を利用して作品を作ることも多い(図1，図2)．マガジンペーパーは，切り抜いてデコパージュ(貼り絵)として活用されることも多い．主な道具としては以下のものがあげられる．

- 描く，写し取る：絵筆，ペン，トレーシングペーパー
- 切る，ちぎる：カッティングベース，定規，目打ち，カッターナイフ，円切りカッター，鋏，裁断機
- 丸める：丸棒
- 接着する：糊（でんぷん糊，合成糊，スプレー糊他），ボンド，筆，刷毛
- 仕上げる：ラッカー，ニス，絵の具

1-3．紙細工の特性

　紙細工では，それぞれの種目ごとに求められる機能的な要素も異なってくる．「はり絵」では手指で"ちぎる""接着する"要素が求められ，「ロールピクチャー」では指先で"丸める"要素が必要となり，「折り紙」では手指のさらなる巧緻性が求められてくる．

　作業療法士のSIG(Special Interest Group)のひとつである「アクティビティ研究会」で報告された約100の多種多様なクラフトの実践例をみても，紙を用いた例がもっとも多く，その発表した作業療法士の領域や適応，効果も多岐にわたっていた(表1)．紙という柔軟な素材を活かし，作業の目的とする意味も多様に考えられると言える．しかし，手指の巧緻性の改善，道具の使用や心身の活動性の向上などいくつかについては共通点が見られた．こうした実践例を基に，紙細工の一般的な特性を考えると以下のようにまとめられる．

①手指の巧緻性や協調動作などの運動機能や触覚などの感覚機能へ働きかけている
②紙の柔軟な性質を活かし，平面から立体へと作品を構成して活動の幅を広げている
③紙の吸液性のある性質を活かし，対象者への作業工程の適応を図っている
④定規や筆，カッターなどの簡単な道具を用いて，的確さと多様性を図っている
⑤染色や紙を丸めるなど加工することにより，新たな作品づくりの材料としている
⑥軽量で柔軟性があるため，材料としての保存や収納など管理が比較的容易である
　また，精神的側面，心理的な側面としては，
⑦紙という自然の素材が，精神的な安心感をもたらしている
⑧紙は日本の生活文化に根ざしており，人々に親和性をもたらしている

表1 作業療法場面における紙細工の実践例

作業種目	作業内容	効果・留意点
①和紙の箸置き	厚紙や紙バンドなどを芯にして，友禅和紙などをボンドで貼り合わせて包み込む．最後に中央で一つ結びニスで仕上げる．	色柄の箸置きは見た目に美しく，女性の受け入れが良いクラフトである．身近な実用品であり使う楽しさがある．
②紙を用いたモビール	ケント紙，ピアノ線を材料として，デザインナイフ，鋏，目打ちなどの道具を用いる．切り絵の要素も求められる．	図案作りからはじめることができ，作業の計画性を含め手指の巧緻性など，幅広く作業遂行能力をみることができる．
③片面ダンボールで作る鍋敷	片面ダンボールを材料として定規やカッターナイフ，鋏などを用い，木工用ボンドなどを使い，スパイラル（渦巻き）状の巻いたものをいくつか作ってつなげ，ラッカーで仕上げる．	帯び幅は対象者の機能に合わせて変えることができる．失敗することは少なく，作品としての完成度や実用性は高い．
④手作り封筒で手紙を出す	包装紙や白い紙などを材料として，鋏や鉛筆，定規などの道具を用いて折り線をつけて，糊を貼って封筒を作る．その封筒を使って手紙を出す．	包装紙を集めておくところから活動がはじまり，書字訓練も行え，実際に郵便物として投函するなど活動の広がりがもてる．
⑤マーブリング染め	ハガキや和紙，ファイバークラフトペーパーなどを材料として，マーブリング液に染める作業．染め上がった紙を材料として貼り絵やランプシェードなどの作品を作る．	染色に際しては立位姿勢にて上肢の動きを引き出すことができる．染め上がりは意外性があり興味を引き出しやすい．
⑥障子紙の絞り染めと紙漉き	マーブリング同様染めの作業である．和紙の中でも安価な障子紙を材料とし，うちわや貼り絵などの作品を作ることもできる．パルプ材をちぎり紙漉きの要領で紙を作り，その紙を染色することもある．	折り込みを繰り返して板じめ絞りをするなど，染色方法による段階づけが可能である．模様が複雑になれば難易度も高くなってくる．
⑦牛乳パックで作る小物入れ	牛乳パック，和紙，紙工芸用糊，ボンド，ニスなどの材料と鋏，刷毛，筆，定規などの道具を用いる．牛乳パックを広げ，大・中・小に分けて三角柱や四角柱のパーツを作り，和紙を貼って組み合わせて小物入れにする．	和紙の絵柄を選ぶのは着物を選ぶ感覚に似て，高齢者に親しみやすい．パーツの組み合わせにより容易に形を変えられ，段階づけが可能である．
⑧ロールピクチャー	画用紙程度の柔らかい紙を一定の紙の大きさに切って指先で丸めて，ロール（円筒）状のものを作る．そのロールを下絵に沿って配置し，接着することにより絵が完成する．	手指の高い巧緻性が必要とされる．正確に置いて接着したり，下絵の図の認知が必要とされる．大きな作品をグループで制作することも多い（図1参照）．
⑨マガジンペーパーアート	雑誌や広告のチラシを丸棒で巻き，ロールピクチャーのロールよりも長い棒を作り，その棒を貼ったり編み込んでいく．作品としては筆立てや額縁，籠などがある．ニスなどを塗って仕上げる．	コーティング液の商品名から広くアンデルセン手芸として知られている．手指を伸展して丸棒を前に転がす動作は，両手の協調性と屈曲肢位とならないように肘の伸展を強化する（図2参照）．

参考資料「SIG：アクティビティ研究会資料集」2002年

2. 治療的活用

2-1. 療法としての背景

　一般的特性でも述べたように，治療的活用の臨床場面は，身体障害，発達障害，老年期障害などさまざまな場面で活用することができる．活動は大きく分けて"描く・写し取る"，"ちぎる"あるいは"切る"，"折る・曲げる"，"丸める"，"接着する"，"仕上げる"といった要素から成り立っている．材料となる「紙」はなじみやすく作業工程も単純であり，運動の繰り返しが多いといった点から，治療的活用が図られやすい種目と言える．特に段階づけは，"材料"，"作業工程"，"道具の使用"，"作品"などさまざまな面から可能である．"材料"による段階づけでは，紙の厚さや紙質によって求められる手指の筋力や入ってくる感触刺激を調整でき，"作業工程"においては，紙の大きさによって，求められる手指の巧緻性や両手の協調性が変えられる．このように難易度も変えられ，高い問題解決能力や活動のための学習も少なくて済むことから，身体的，精神的な機能低下がある場合でも活用が図れる．しかし，作業工程の繰り返しや単調なリズムが動機を下げてしまい，積極的な関わりがもてなくなってしまうこともあるので，対象者の精神状態に留意する必要がある．積極的な関わりがもてなくなった場合には，休憩を入れる他に，図柄を変える，紙を染色する，色の和紙を使う，あるいは応用・工夫で述べるように紙を粘土状にして貼るなど，新たに作業工程を加えると活用の幅を広げることができる．

2-2. 活用

　ここでは治療・訓練の初期の段階や，心身の機能が低い場合に用いられ，"ちぎる""接着する""仕上げる"という基本的な要素が含まれている紙細工の作品を例示し，その工程と段階づけをもとに治療的活用を見ていく．

■作品例：和紙の花瓶（図3）

■材料

　　ヨーグルト，牛乳などの空き瓶，和紙（B5，1枚分の大きさ：グラデーションが施されたものであれば1枚でもよい．色違いなどの和紙ならばそれぞれ少し），ニス（水溶性スプレー，一般工作工芸用でよいが，色のにじまないもの）またはラッカースプレー，糊（液状合成糊，身体機能の段階によっては両面テープ）

■道具

　　太筆（水彩画用の太めのもの），その他（身体機能の段階によっては細筆，万力，霧吹き）

■作業工程

①空き瓶をきれいに洗う（ラベルなどは事前に水に浸けておき，剥がしやすくしておく）
②和紙を適当な大きさにちぎる（1～2 cm 程度）
- 和紙の厚さによって求められる手指の筋力の調整ができる．和紙は通常2～3色を選択するが，痴呆や認知障害をもつ方の場合には，補色調和，類似調和などの関係がある色の和紙を薦めることで，完成時の見栄えを自然に高めることも可能である．
- 和紙に霧吹きで水を吹きつけておくと，ちぎる際のつまみの筋力は少なくてすむ．
- "道具の使用"においては，水をつけた細筆や先の尖った割箸に水をつけて和紙に線をつけると，それに沿ってきれいにちぎることができる（図4）．また，瓶に貼りつけた和紙に，薄く溶いた糊をつけた細筆で丁寧に拡げるような後処理作業を加えることで，より高い巧緻性を必要とする工程を付加することもできる．

③貼りつけようとする瓶の場所に糊を塗る
- 糊を全体に一気に塗ってしまうと後で大変になるので，糊は和紙を貼りつける場所だけに塗るようにする．また，片手動作で行う場合には，万力などで固定した棒に瓶を挿して固定するとよい（図5）．
- あらかじめ瓶に両面テープを貼りつけておき，順にカバーを剥がしながら和紙を貼りつけていくことで，作業工程の簡易化が図れる．

④ちぎった和紙をその場所に貼りつける（図6）
⑤水をつけた筆で和紙を延ばしていく
⑥上記③④を繰り返し，瓶全体を和紙で覆う
⑦瓶を乾かす
- うまく和紙が貼れていない部分は，その和紙の上から水をつけた筆で，糊を溶かすようにして全体を延ばすときれいに仕上がる．

⑧瓶の表面が乾いたら，ニスやラッカーを塗る
- "作品"においては，瓶の大きさによって段階づけが可能であり，大きな瓶を用いれば作業の耐久性向上が図れ，耐久性が低い場合には小さい瓶を用意して行う．

治療的活用としては，基本的能力への働きかけが大きいと言える．しかし，作業工程に工夫がなされ，工程も単純化されて作品が完成しやすいという点では，作業を行っているという自己存在感を得やすく充実感も生まれやすい．できあがった作品は，実用性が高く，家庭に持ち帰って置くにも大きなスペースは必要としないので，長く利用されることが多い．この作品は作業工程が単純なため，痴呆症状がある方にも活用しやすい．材料や道具も特別なものは必要なく，その量も少なくてすむことから，病院の訓練室や病棟のベッドサイドを問わず，導入しやすい．また，和紙の材質をいろいろと変えてみることで変化が楽しめ，手触りも変わることから視覚に障害をもつ患者や利用者への活用も図れる．

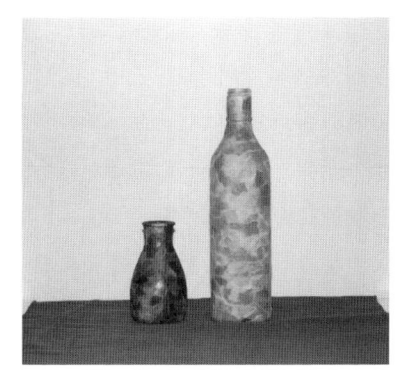

図3　和紙の花瓶

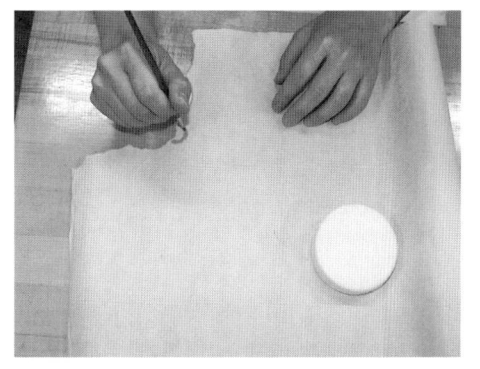

図4　治療・訓練場面：筆に水を含ませて線をつけ，ちぎりやすくする

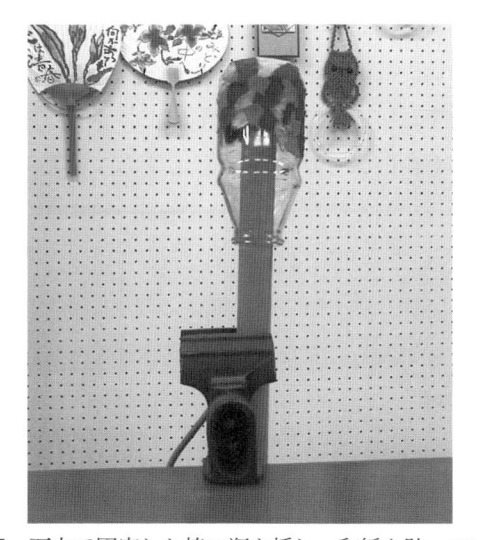

図5　万力で固定した棒に瓶を挿し，和紙を貼っていく

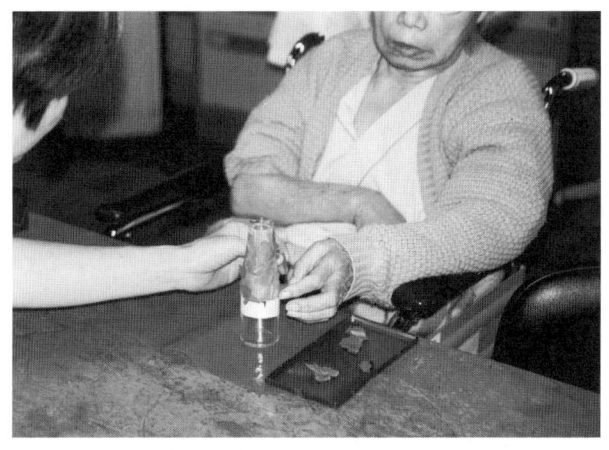

図6　治療・訓練場面：瓶に和紙を貼っていく

2-2-1. 基本的能力

運動面では，肩関節の安定性の機能と前腕の回内，回外，肘，手関節，手指の関節の可動性機能への働きかけがある．筋力の機能としては，上肢の筋力と上肢および体幹の筋の耐久性への働きかけがあげられる．特に座位の保持と手指の屈曲，伸展筋への働きかけが特徴的にあげられ，手指の筋力を必要とする"紙をちぎる"動作においては，指腹つまみが求められ，協調性を必要とする"貼る動作"においては指尖つまみが求められる．上肢の繰り返しの運動パターンが多いことから，筋骨格系，末梢神経系の障害に対してより効果的に活用が図られると考えられる．しかし，繰り返しの運動パターンは患者，利用者の動機を下げ，感情の不安定をもたらすので，その表情やしぐさの観察を怠らないことが重要である．必要に応じて言語的支持や休息，興味関心のもてるような作業内容の工夫が必要である．通常，作業の多くは一側が紙を押さえて，もう一側で工作するというパターンをとるが，ちぎりの要素を入れることにより，両側上肢の協調性へ働きかけることが可能となる．一側上肢で紙を固定する場合にも，上肢および手指の筋群は固定筋として働く．また，座位姿勢の保持にともなう体幹の脊柱起立筋群も姿勢保持のための固定筋として働く．

感覚機能面では，紙や糊といった素材がもたらす触覚への働きかけや色，コントラストのもたらす視覚機能（視覚の質）への働きかけがあげられる．

認知・心理的な面では，外的な刺激や内的な経験に対して必要な時間のあいだ，精神を集中する注意機能への働きかけがある．また，模様をデザインしてその場所に貼っていく工程では，さらに認知機能（組織化と計画）への働きかけがあげられる．全体を通して単純な作業工程であることから，"姿勢保持"が可能であるか，"手でものを扱う""計画性を持つ"ことが可能であるかといったように，課題遂行能力のレベルも捉えやすく，痴呆のある患者や利用者に対してもアプローチが可能といえる．指示理解に着目し，誤りに気づくか，指示によって修正が可能かといった作業遂行の初期の評価にも利用可能といえる．また，素材に象徴される暖かさや馴染みやすさが心理的な安心感を生み，色を使うことにより感情の安定化が図られる．また，道具を使って紙を切る作業は，蓄積されたエネルギーを昇華する機会にもつながる．

2-2-2. 応用的能力

活動は，椅子座位での作業活動が主体となるため，「姿勢を保持する活動」が主であり，姿勢を変化する活動は少ない．また，治療・訓練場面でもっとも活用されるのは，上肢動作の「手の微細な使用に関する活動」であり，"紙をちぎる""道具を握る・操作する""つまみ上げる""目的物に向かって貼る"といった手指を用いての協調性，巧緻性を必要とする活動に働きかける．また，患側上肢の補助手としての訓練や固定のための自助具の活用や工夫など代償手段の適応や，利き手交換の訓練にも用いられる．

2-2-3. 社会的適応能力

　作業工程が単純であることから，治療・訓練の初期の対象者でも失敗体験が少なく，達成感や自信の回復につながる．ひとつの作品を作り上げることができたという，自己の存在感にもつながり，社会的関係機能の改善に働きかけられる．また，色別に和紙をちぎるなど，複数でちぎって材料を寄せ集めたり，あるいは切る役割と貼る役割を分けるなどの方法により，他者との交流も図られる．材料も入手しやすく道具も大がかりなものはないので，余暇活動としての動機づけにもなりうる．

2-2-4. 環境資源

　また，家で瓶などの材料を用意してもらうなど，紙細工の活動を通して，家族・家庭の中に活動の拡がりが生まれる要素をもっている．

2-3. 効用

　紙細工は単純な作業工程の種目も多く，同じ種目で競い合うこともなく，その作業遂行の能力に見合った種目が提示でき，有能感や達成感を得やすい．また，作品として身近に飾れるものや生活の中で使えるものも多く，作品自体に広がりをもたせることができる．材料も身近なものであり，簡単に手に入るので，材料の入手から作業活動に入ることもできる．

2-4. 応用・工夫

　心身の機能が高い場合には，和紙をちぎって貼っていくだけでなく，トイレットペーパーや牛乳パックなどのパルプ材をちぎって，それに糊を混ぜて撹拌し，粘土状にしたものを瓶に貼っていく方法もある．粘土状にする際には立位姿勢をともなうので，さらに肩関節の固定や肘の伸展，手掌への体重負荷，手指の屈曲，伸展の筋力が求められてくる．この場合，色和紙が色づけや模様の役割を果たすようになる(図7)．

　作品例では"ちぎる""貼る"が主であったが，さらに手指の巧緻性を高めていくには，"丸める""折る"といった要素が含まれる種目の活用が考えられる．さらに作業の耐久性や活動性を高めていくには，紙細工の拡がりとして表1にあるような「マーブリング染め」や「紙すき」，「手作り封筒で手紙を出す」といった活動種目を取り入れていくことが考えられる．

　紙は作業療法にとって，心身機能の回復段階や治療・訓練の目的に合わせて変化や広がりをもたせてくれる格好の材料といえよう．この素材を活かして作業種目としての紙細工を考え，主体的な活動を引き出し，援助していくことが求められている．

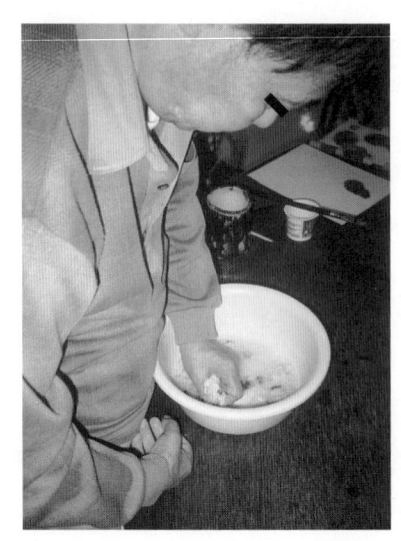

図7　治療・訓練場面：立位でちぎった紙を粘土状にする

参考文献

犬木里恵：Useful Activity―牛乳パックで作る小物入れ．OTジャーナル 32：778-779，1998．
小松崎里美：Useful Activity―折り紙．OTジャーナル 33：226-227，1999．
佐藤　亨：Useful Activity―和綴じ本．OTジャーナル 32：866-867，1998．
平凡社・編：世界大百科事典，2000．
中里　創，他：Useful Activity―ロールピクチャー．OTジャーナル 32：130-131，1998．
奈良篤史，他：Useful Activity―和紙の花瓶．OTジャーナル 31：320-321，1997．
日本作業療法士協会・編著：作業―その治療的応用．協同医書出版社，pp.234-237，1985．
増田聖子，他：Useful Activity―和紙の箸置き．OTジャーナル 33：50-51，1999．
Hamill CM, Oliver RC（小川恵子，他・訳）：老人障害者のためのアクティビティ．協同医書出版社，pp.66-77，1983．
WHO国際障害分類日本協力センター発行：生活機能と障害の国際分類．医学書院出版サービス，2000．

（大熊　明，奈良　篤史，千島　亮）

8 マクラメ

1. マクラメの一般的特性

1-1. マクラメについて

　手でじかに"紐を交差して結ぶ"という素朴で単純な作業からはじまったもので，複数の紐を結び合わせてできた結び目の積み重ねで模様や形を作りだす手芸である．英語のMacrameという言葉は，「装飾用の房飾り」という意味であるが，語源はアラビア語のムカラムという言葉で「格子編み」という意味である．

　マクラメ編みには，何種類かの糸の留め方と結び方があるが，基本的な結び方は"平結び"と"巻き結び"の2通りだけである．この2種類の結び方のバリエーションで，様々な模様が自由に作れる．また模様は一見複雑そうに見えるが，基本の結び方は簡単なので，基本の結び方を知っていれば，右へ曲げたり左へねじったりしながら自由な形を作ることができる．このように，両手を用いて紐を結ぶという単純な作業の繰り返しで，チョーカーやブレスレットのような小さなアクセサリーから，ベルトやバッグ，ポシェットのような実用的なもの，そして壁飾りや間仕切りなどの大きな装飾的なものまで作品の種類は豊富である．

1-2. 場所，材料，用具，管理

1-2-1. 場所および管理

　この作業は，特別な材料や用具をあまり必要とせず，身近な素材を用いて作ることができ，小さな作品は場所もとらないため，車椅子上やベットサイドでの実施も可能である．また音や匂いが出ず，埃やごみで汚れず，危険性も少なく，静かできれいな作業である．用具の管理はさほど必要でないが，固定に用いたピンの数の確認をする必要がある．途中で中断すると間隔の違いが目立つことがあるので，慣れるまでは一気に結んだほうが目が揃う．糸は直射日光を受けると色あせすることがあるので注意する．手で直接紐を何度も結ぶため，作業に取りかかる前に手をよく洗っておくようにする．

1-2-2. 材料

 用いる紐の種類は太いロープのようなものから細い紐や革紐など様々で，紐の素材や太さ，本数，色，模様などによって様々に応用ができる．またビーズやリングなどの副素材を用いて様々な作品作りが楽しめる．

 マクラメ糸，または紐(タコ糸，打ち紐，綿ロープ，麻紐などのある程度の太さがあり，結び目のゆるまない，伸縮性の少ない素材ならどんなものでも使える)，マクラメバー(飾り棒)，リング(ウッドやアクリル製の持ち手用や装飾用の小さなものなど)，ビーズ(ウッド，セラミック，アクリル製など)．

1-2-3. 用具

 手で紐を結ぶことが主体なので特別な道具を必要としないが，仕上がりをきれいにすることや，結びやすくするために次の用具があると便利である．

 マクラメボード(紐を固定する台で縦横に線が升目に描いてある，アイロン台や板，厚紙などでもよい)，鋏，目打ち(結び目をほどくときに使用する)，マクラメピン(ボードに固定と形を整えるためにとめる太くて丈夫なピン)，メジャー，マクラメクリップ(紐を挟むことができるようになったおもり)，とじ針と鉤針(端糸の始末に使用)．

1-3. マクラメの活動として備えている特性

 マクラメ作業では，手で必ず紐を結ぶという行為を繰り返す．紐を結ぶという方法は，2通りあり，基本の結び方を理解し，模様の作り方を理解しさえすれば実施可能である．作業工程は，紐の結び方を理解すれば単純な繰り返しで，いつでも中断・再開が可能である．もし間違ってもほどいてやり直しができるので仕上がりの失敗は少ない．

 用具や道具をあまり必要とせず，ごみや匂い，埃が出ないためどんな場所でも実施できるため自習ができる．様々な作品作りが楽しめるため小児から老人まで年令，性別を問わずに幅広く活用ができる．模様は，単純なものから複雑なものへと個々の対象者の能力に応じて変化させることができる．作品の大きさや紐の太さを変化させることで，体幹や上肢全体を用いる粗大な動作から手指の巧緻動作としてまで幅広く様々に変化をつけることができる．また作業は立位や座位，机上でも壁面でも行うことができるため，身体状況に応じて様々な作業肢位で活用することができる．エネルギー消費や疲労度の少ない動作が多いため，作業耐久性の低い人にも適した活動である．

 このように，対象者の能力に応じて作る作品の大きさや模様を自由に決めることができる．

2. 治療的活用

2-1. 療法としての背景

　マクラメを作業活動の医学的利用として用いた歴史は古い．軽作業のため慢性期を中心とした疾病を対象とする療養所等で入院患者が入院生活を送るうえでの楽しみとして，創造的活動として手工芸が用いられた．後に職業的な訓練として作品作りを主として生産的・職業的活動として用いられることが多くなった．近年，障害者に対して身体機能障害を改善する目的で用いられるようになって，つまみ動作や巧緻動作，両手動作の訓練，上肢を挙上位で使用する粗大動作の訓練として，座位や立位での作業活動の実施などの目的で用いられるようになった．

　最近では，高齢者に対する心身の健康維持や機能低下防止のための創造的活動としても用いられている．

2-2. 活用

　実用的な作品を作ることができるので達成感が得やすく，趣味や生きがいとして作業活動を遂行することにより，心理的安定をはかることができる．維持期には，基本が理解できれば自室での余暇活動として，対象者の耐久力に応じたペースで実施することで，生活のリズム化の一助として用いることができる．また，障害の受容，不安のはけ口，訓練への動機づけや再適応の心理的援助を行うことができる．

　意欲の低い人にはすぐに仕上がり，見栄えがよく色のきれいなもの，実用的なものやプレゼントにするためなど，使用目的を決めて作品を選ぶとよい．意欲の高い人には大きな作品や複雑な模様のものを選ぶとよい．比較的抵抗が少なく手指の自動運動が行える活動であるため，関節リウマチ等の疾患にも用いることができる．

2-3. 効用

●協調性・巧緻性・筋力の維持・向上や関節可動域の維持・向上等の運動機能改善に用いる場合．

　紐の引き具合や締め具合を調節しながら，左右のバランスを均等にするよう結ぶため，両上肢の協調性の改善を目的として用いることができる．この際は，巻き結びより平結びを用いると両手の同時動作が可能である．用いる紐をできるだけ細いものにして，指先のつまみを用いて数多くの結びを連続して行うような緻密さが要求される模様を選ぶと，手指の巧緻

性の改善を目的として用いることができる．編み方や紐の種類，太さによって巧緻性の段階づけが可能である．きれいに仕上げるためには，紐の方向がはっきりとわかる程度に結び，紐の引き具合を一定にして，全体の目の大きさをきちんと揃えるようにする．

　筋力の維持・増強を目的とする場合は，用いる紐の素材を引き締めにできるだけ力を必要とするような太く堅いものにする．また，この場合は手を空間で挙上位を保持し，持続的な筋収縮を必要とする肢位で行う．用いる紐の素材や太さ，作品の大きさ，作品を設置する位置によって筋力の段階づけが可能である．

　脳血管障害，パーキンソン病などの疾患では，筋力低下や過緊張，不十分な分離動作での筋のコントロールに対し十分な摑み離しの練習を行い，把握パターンやつまみパターンの再学習は筋の再教育に役立つ．両側同時操作による，両上肢の肩甲帯，肩，肘，手関節の同時収縮の向上，両上肢を交互に操作すること，手指と母指の運動が可能である．

　作品の設定により，手指の小さな関節から肩関節のような大きな関節まで使用するようにできるため，関節可動域の維持・拡大を目的に用いることができる．傾斜板や画架にセットし，長い紐を用いて手を伸ばすようにすると肩関節の運動範囲の拡大につながる．より高位置で作業を行うほど，より大きな肩関節の運動が必要となり，水平に置いた場合には肘関節の運動が必要となり到達範囲の改善につながる．作業の位置や高さなどで段階づけが可能である．動作学習として，腕を目的の位置まで伸ばすこと，腕を保持すること，手指でつまみ動作を行うなどの上肢の使用について，繰り返し練習することができる．

●感覚・知覚機能の改善を目的として用いる場合．

　結び目を数える，結び方を整えるなど，きれいに仕上げるためには，視覚的能力が保たれていることが必要である．視力の低下がある場合は，太い紐を用い，紐の色をはっきりとした色彩の対比があるものを用いる．目と手の協調性が大いに関与する活動である．常に紐を触る作業のため，表在感覚の知覚的刺激として用いることができる．この場合は紐の材質は堅く質感のあるものを用いるとよい．手の使用により感覚入力が増し，知覚再学習が促されるため，感覚知覚再教育の目的に用いることができる．

●起居移動等の応用的能力を改善する目的で用いる場合．

　車椅子の背もたれにもたれた状態の座位から体幹をまっすぐ保持することや，体幹を前傾姿勢にして肘関節を屈曲位で支持しながらの作業姿勢を保つなど，座位バランスや耐久性を向上させるために座位保持の改善を目的に作業を用いることができる．座位保持の時間を長くし，両手同時に使用するときに背もたれの支持を減らしていくように段階づけることができる．机上動作では前傾姿勢の保持，壁に固定すれば立位で行うことができ，上方に固定すれば体幹の伸展と腕の挙上位での動作が可能で，姿勢の改善に用いることができる．座位で行えば正中位に体幹を保ち，左右のバランス保持，座位耐久力の増加に有効である．立位で行う場合には，立位バランスや耐久性を向上させるために，立位保持の時間を長くして両手

同時に使用する活動として用いることができる．
● 上肢動作面の機能を改善する目的で用いる場合．

　高位作業として用いれば，肩甲帯の挙上，肩の屈曲，外転や肘の屈曲，伸展の活動として到達機能の維持拡大に用いることができる（図1）．摑む離すという動作を頻繁に行うことができる活動であるため，把持機能の改善を目的に用いることができる．ピンチ能力を高めるためにつまみ動作を繰り返し用いることができる．瞬間的な上肢の挙上位の反復で用いるより，保持のほうがより困難で，上肢の挙上位での保持機能の向上を目的に段階づけて用いることができる．耐久性の低い人には短時間の作業を実施しながら徐々に時間を長くしていくことができ，実施時間で段階づけることができる活動である．基本的には両手で行う活動であるため，紐の締め具合など，左右のバランスが必要な活動である．

● 知的・認知・精神的能力の改善に用いる場合．

　紐の結び目をどこにいくつ作るかということは，注意，集中力を要する活動である．注意，集中力の低い人は，作業時間を徐々に延長して注意の持続の向上をはかるとよい．間違えた結び目は，そこまでさかのぼってほどいて直す以外に方法がないので，一目一目を慎重に間違えないように結ぶ．視空間認知に問題がある人は，結び方を理解してきれいに結べたかを確認することが難しいため，この作業を用いるのは大変である．

　計算力・企画力・理解力・判断力等の知的・精神的能力を必要とする活動である．必要な紐の本数や長さから必要な紐の量を計算する能力や，どんな色で何をどのように作るか，企画力としての創造的な表出能力が必要である．基本的な結び方を十分に理解してから作品製作に取りかからないと，自信を失うおそれがあるので理解度に注意する必要がある．理解力に応じて編み方を単純なものから複雑なものへと段階づけることができる．編んだら正確にできているか確認が必要で，常に間違いがないかを判断する能力が必要である．編み方の複

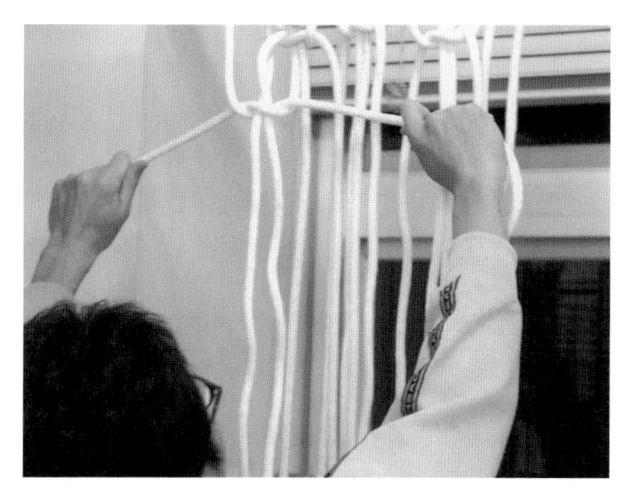

図1

雑さにより判断力の段階づけが可能である．作業工程の理解をしてから取りかかることが必要で，学習能力に合わせて編み方を段階づけることができる．

● 職業的適応や指示の理解・情況判断・作業習熟・正確性・巧緻性等の社会的適応能力の改善を目的として用いる場合．

　結び方を指示通りに理解する能力と，きれいに仕上げるためには正確さが必要とされる．結び方を理解すれば繰り返しのため，作業に習熟すれば独力で作業の実施ができるようになり，主体的に作業時間を調節することができる．つまみの動作を繰り返すことにより，巧緻性の習熟を目的で用いることができる．

2-4．工夫・応用

　作品に取りかかる前にロープのような少し太めの紐を使って，基本の平結びと巻き結びを練習して，結び方と名前を覚えてから開始する．

　ほつれやすい紐を切るときは，切る場所にセロハンテープを巻いてからその中央部を切るとよい．または，切り口を木工用ボンドでとめる．長い紐を結びやすくするために，また床に垂らしたりして汚さないようにするために，八の字(バタフライ)に巻き取って，適当な長さに引き出しながら使うとよい．短めの紐は，輪ゴムで束ねてもよい．

　初心者は，本を参考にして作品例にそって作るか，または実物大の型紙つきのセットを用いると失敗せずに作品がつくれる．記憶，記銘力に問題がある人に実施する場合は，編目の位置，数などを図式化した用紙にそって実施した部分を図面で確認しながら進めるとよい．固定力が弱く紐を締めるときに十分押さえられない人は，重りを自助具として用いて紐の固定を補助するとやりやすい．車椅子で作業する場合は，膝の上にボードを乗せて行うことができる(図2)．腕を空間で十分に支えることのできない，腕の支持性が低い人の作業では，アームサスペンションの利用が有効である(図3)．つまむときに母指が屈曲する傾向にある

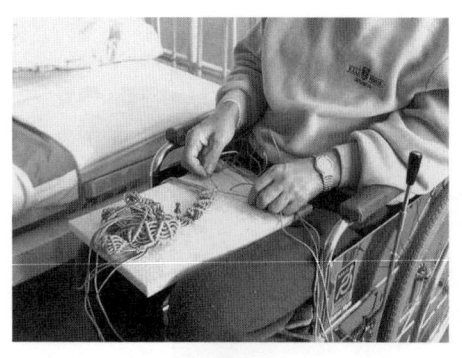

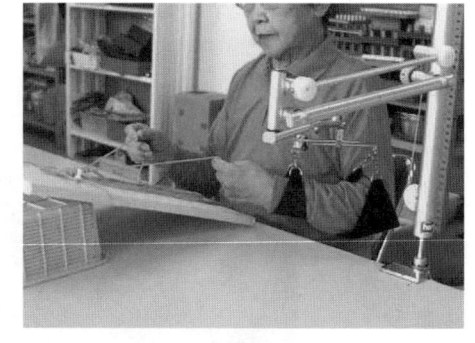

図2

図3

図4 図5

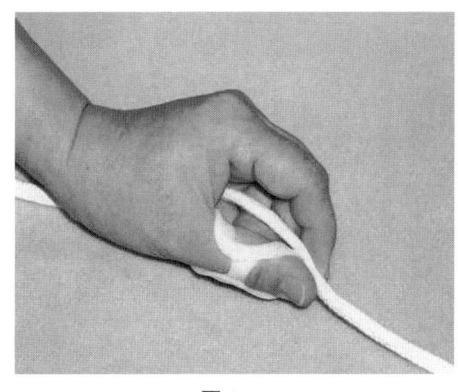

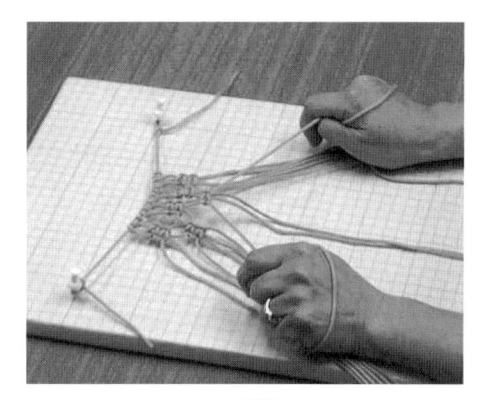

人は，その防止をするためにリング状のスプリントを使用すると横つまみができるのでつまみやすい(図4)．片麻痺の回復段階にある人や，脊損あるいは関節リウマチなどで手指のつまみ力の弱い人は，紐を結んで締めるとき，手の部分に紐を巻きつけて紐を締めるとよい(図5)．

引用文献

日本作業療法士協会・編著：作業―その治療的応用．協同医書出版社，1985．

参考文献

石川 齋，古川 宏・編：作業療法技術ガイド．文光堂，1998．
池田初枝：ヴォーグ基礎シリーズ・マクラメ．日本ヴォーグ社，2000．
池田初枝：楽しいマクラメ．日本ヴォーグ社，1997．
大塚哲也：写真で見る作業療法の実際．医学書院，1974．
田村春雄，鈴木明子・編：作業療法総論．医歯薬出版，1976．
日本マクラメ普及協会・監修：新・マクラメの本．雄鶏社，2001．
服部一郎：リハビリテーション技術全書．医学書院，1974．
原 武郎：理学療法作業療法マニュアル．医歯薬出版，1972．

(秋田 督子)

9 銅板細工

1. 銅板細工の一般的特性

1-1. 銅板細工について

　銅板細工の歴史は古く，紀元前より人類は金属を加工して日常生活の様々な場面や用途で使用していた．それは，木材のように朽ち果てることがなく，堅く，光沢があるなどの特性から権力の象徴である装飾品を作製していた古代文明の時代まで遡ることができる．したがって，銅板細工は，彫金や金工として装飾品や調度品を作製するという点では，芸術的，趣味的であり，また日常生活用品を作製するという点では巧みな技術が必要であり，生産的，職人的でもあった．

　その工程は様々な道具を使用し，特殊な材料(溶剤など)を溶かす(鋳金)，伸ばす(鍛金)，彫る(彫金)の技法を用いるものである．

　最近では，小学校などで，素材に柔らかくて丈夫なアルミニウム合金を使用した教材を用い，彫金の打ち出しの作業のみを行う方法で壁飾りや表札を作製し(図1)，図画工作の課題として広く用いられるようになり，多くの人が経験できるようになった．ここでは，主に打ち出し動作を中心とした銅板打ち出しについて分析していくこととする．

1-2. 場所，用具，材料，管理

　打ち出し動作は木槌で銅板をたたくので，比較的頑丈な机があり，音も発するので，騒音をある程度遮断できる場所が望ましい．

　使用する用具，材料は，簡単なものでは銅板，釘，木槌，下敷きである．下敷きは打ち出し時には音が生じるので材質には配慮が必要であり，フェルト素材を重ねて作製したものをよく使用する．

　より細工を凝らした趣味的，職業的な活動として用いる際は，上述の簡単な作業に使用する道具以外に，その模様の大きさや深さによって使い分ける鏨(たがね)や，壺などを作製する際に銅板に丸みをつけるために使用する先の形や大きさが異なる金槌などを用いる．

　また，作製した作品の表面に薬品により着色することもある．使用する薬品は，塩酸，硫

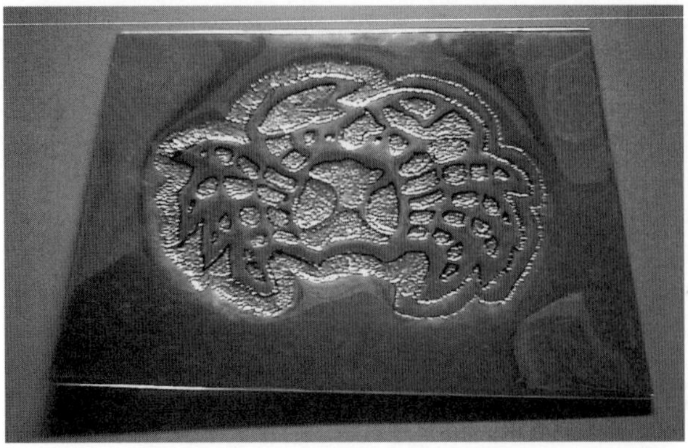

図1

酸，硝酸などで銅を腐食させて色づけする．これらは劇薬のため管理には十分注意が必要である．

　作業肢位は，簡単な銅板打ち出しであれば机上，椅座位で行うことが多い．職業的な作品の場合は，銅板の固定や所要時間がかかるため，万力などの固定する機材があり，安定した座位が長時間とれる専用の作業場が必要になるだろう．

1-3．銅板細工の活動としての特性

　銅板打ち出しは，複雑な工程や準備を必要とせず，容易に導入可能である．完成までに要する時間は，図柄や銅板の大きさによるが早ければ1日で完成してしまうこともある．最近では，前述したように学校教育で経験することも多く，作業自体を幼稚に感じる場合もあるが，その完成品は図柄や打ち出しの巧みさによっては芸術的で，自己満足や他人からの賞賛を得ることができる．また，表札などを作製し，家族や知人に贈り物として渡せるなど，コミュニケーションの契機にもなる．

　動作的には，上肢の肩関節以遠が主に動作し，その支持として体幹の安定性も必要であろう．特に木槌や釘を把持，操作することから手指，手関節や前腕の目との協調的な運動や筋持久力が要求される．両手(もしくは片手)を使用して，図柄に沿って同じ動作を続けるもので，いつでもやめることが可能であるが，同じ動作を反復するため，集中力や注意力の持続が必要である．

　必要な感覚としては，視覚，固有覚がもっとも重要で，手と目の協調性のフィードバックの情報として必要である．また，図柄を選択，決定する場合には，独創性・想像力が必要で，銅板に描かれた図柄を見ながら動作し，図一地を弁別する能力も求められる．図柄はセラピストが事前に目的を考慮して選択，描くこともできるだろう．視覚的な情報のフィードバックの他に，木槌を使用した際に発生する音により木槌を打つ力の強弱を見極めることも

あり，聴覚刺激を知覚し，その程度を認識する能力も必要であろう．

2．治療的活用

2-1．療法としての背景

銅板細工は，その完成品が装飾品，調度品，芸術作品となり，元来様々な道具や材料，職人的な技法を用いるもので，非常に高度な技術が求められるものであった．

加工の容易で安価な素材が市販されることによって，出来映え，芸術性，個性の表現を大きく損なうことなく導入することができるようになった．また準備や片づけにそれほど労力と時間を要しないため，作業の継続性は，断続的に行うことができ，いつでも中断できる．

したがって，この活動を利用できる対象者は様々な疾患や障害および，痴呆患者や意欲の低下した精神障害者まで広範で，その知的・精神機能の改善，維持，低下防止に利用できる．

治療としては，趣味的に気分転換をはかるためや，その作製する作品によっては完成度も高く，職業前訓練としても導入したりしてきた．また打ち出し動作に焦点を当て，手関節，肘関節を中心とした両手および片手協調動作訓練として導入することも多くなってきている．

2-2．活用・効用

アルミニウム素材を使用した簡単な銅板打ち出しの作業工程は，まず図柄を決める．その図柄を直接油性ペンなどで書き込む方法や，事前に用意した図柄を選択し，カーボン紙を用いて，銅板に写す方法などがある．打ち出し動作は，一側上肢で釘を，他方で木槌をもち，図柄に沿って，釘先端を合わせ保持し，釘を木槌で数回打ちつけ，銅板にくぼみをつける．あとはこの運動・動作の反復である．打ち出し終了後に油性ペンや薬剤で腐食させりして色づけをし，芸術性や独創性を高めることもできる．

運動面では，手指，手関節，前腕と目との協調性の必要な作業であり，同じ動作の反復である．したがって，基本的能力としては，四肢の協調性，手指の巧緻性の改善，主に上肢と体幹の筋持久力の向上，軽度から中等度の運動麻痺を呈する上肢の筋再教育に有効と考える．その際，図柄の複雑さや銅板の大きさを変えることにより，複雑なものほど高度の巧緻性を要求でき，大きいほど反復動作の回数を増やせるなどの段階づけが可能である．

基本的に両手動作であるが，アルミニウム素材は柔らかいため，片手で釘を把持し，押すようにくぼみをつけていくこともでき，片手の動作能力向上，利き手交換にも利用できる

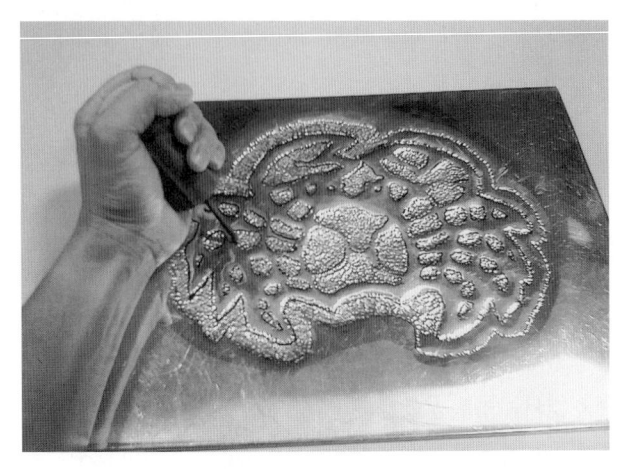

図2

(図2)．

　感覚・知覚面では，視覚的フィードバックを適切に感受し，運動表出につなげていく必要があり，またその過程が時間的に短く，繰り返しが多いことから，感覚-知覚再教育，感覚・運動の統合向上や認知の改善に有効である．特に視覚によるフィードバックは重要で，図柄を細かいものにすることで，フィードバックに必要な感受性を高めることが可能であろう．また，図柄，銅板を大きくすることで，注意力・集中力を必要とする時間を多くすることができ，それらの向上へとつなげていくこともできる．反面，細かすぎると感受性の閾値を超えることになり，意欲低下につながることもあり，図柄の大きさ，デザインなどは十分に対象者と意思疎通をはかり，導入しやすいような図柄にする必要がある．

　応用的能力の向上を目的とする場合，様々な形や大きさの道具を多く使用するため，対象物に対する把持・保持・放しの各動作の反復訓練として活用できる．

　図案を決める際に対象者に決定させることにより，理解力・判断力，行為・企画能力の向上につながる．学習能力の低下した対象者の学習能力向上訓練の導入的な作業としても有効である．その段階づけとして，幾つもの図案から選択するレベルから，対象者が自ら打ち出しすることを考慮して描画するレベルまで考えられる．

　連続した線の図柄を選択することにより，空間的認知に障害のある対象者には障害側への意識づけとして利用できる．その際，視覚的だけでなく，聴覚的フィードバックもできるだけ利用するよう指導することにより，視覚，聴覚両方の刺激を頼りに活動を継続でき，より効果が得られる場合がある．反面，情報処理が多くなり混乱する対象者もいるかもしれないので，指示の理解力を十分考慮する必要がある．

　また，木槌による打刻動作をストレス発散につなげたり，発生する大きな音を精神的な賦活として利用したり，作品に芸術性を求めて自己を満足させたりと，心理的諸機能の改善にも利用できる．

両上肢を使用するような設定にすることで，中枢部の安定が必要となり，姿勢・運動パターンの改善にも有効である．その際に，机の高さ，椅子のサポート部分・クッションの種類などの支持援助の度合い，銅板の大きさ(作業範囲)や堅さなどの負荷量を変化させることにより段階づけが可能である．

社会的適応能力の向上を目的とする場合，様々な鋭利な道具や危険な薬品を使用するので，それらを対象者が管理することにより，安全管理能力の向上がはかれる．また，作業は1人で行うことが多いので，作業の能率を考えた工程や時間管理の評価・訓練としても活用できる．

材料も安価で入手でき，多くの作品を作製することができ，種類も壁飾りや表札，ペン皿などがあり，芸術作品を作る喜びを容易に体験できる．またその作品を展示したり，贈り物をしたりすることで社会的関係機能の改善，余暇活動への動機づけになる．1人作業であり独創的な作品を作製することはできるが，作業中の対人交流的な要素は低い．

環境資源的には，上述した職人が使用するような用具，材料を揃えることができるのであれば，かなり高度な技術の習熟を行うことを職業前訓練として用いることができるが，生産性，経済性はあまりなく，芸術的，趣味的な枠からは出にくい．

2-3．工夫・応用

職人的・趣味的な高度な技術を必要とする作業もあるが，柔らかい材料のものが出回っており，老人や筋力の低下した対象者でも容易に導入できる．柔らかい素材であれば木槌を必要とせず，釘を押しつけるだけで打ち出しができる．その際，釘の柄部分をウレタン素材などで調整し，把持能力に合わせ変化させたり，利用しやすくしたりすることがある．また，釘自体に重さを持たせたり，前腕部に重錘ベルトを取り付け負荷としたりすることにより，把持力，手指はじめ上肢筋の持久力を向上させたりすることができる．

片手動作訓練や利き手交換訓練として導入する際には，自助具(図3)を作製して釘の保持を代償すれば片手動作として利用できる．

四肢失調のある対象者には弾性包帯や重錘ベルトを装着し，その負荷量を段階づけながら，協調性向上訓練にも利用できる．また，運動負荷量が少ないため，廃用性症候群による健側上肢の筋力や筋持久力の低下した対象者に対しても導入が容易で，その向上にも利用できる．

オーバーヘッドスリングを使用し，脳血管障害者で上肢の分離的な運動が不十分なレベルの運動パターンを促通する．

途中で中断できることや集中して行わなければならない特徴を活かして，脳血管障害者や脊髄損傷者で起立性低血圧や立位保持持久力の低下している対象者にスタンディングテーブ

図3

図4

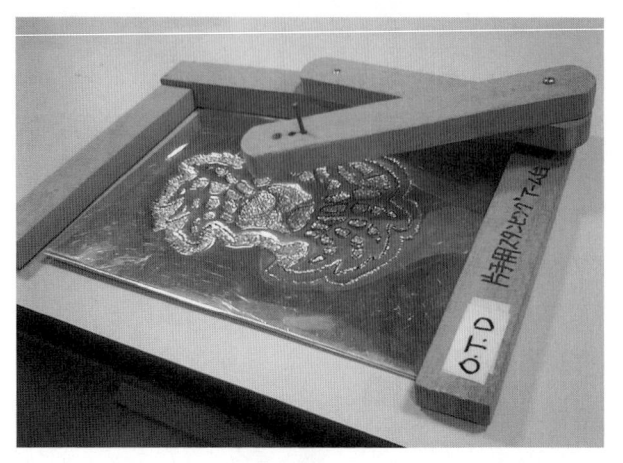

図5

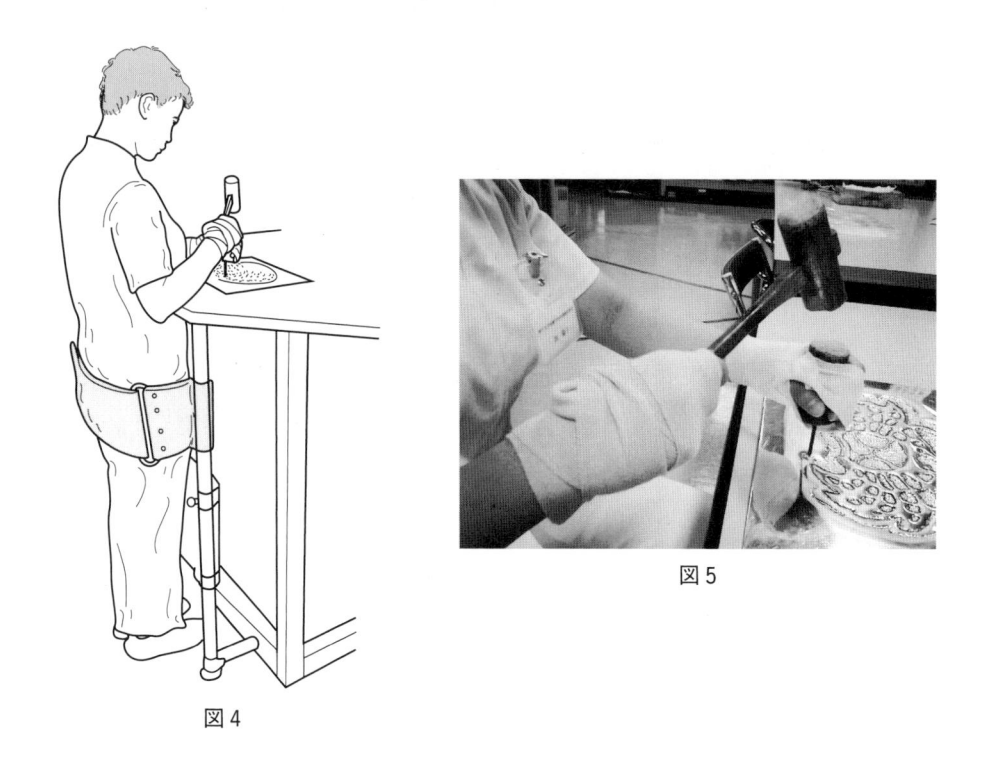

ルでベルトを閉め，介助しながら立位をとることにより，立位保持能力の向上をはかれる（図4）．

　また，脊髄損傷者で車いす座位の持久力が短い対象者や車いす上のバランスが不安定な頸髄損傷者に，両手作業を行うことで，中枢部(座位ならば，肩甲帯，胸郭，臀部)の安定性が要求され，座位バランス向上や座位持久力向上に利用できる．両手に把持力のない頸髄損傷者などでは，釘や木槌を弾性包帯などで取りつけることで動作は可能となる（図5）．

　打ち出しの完成品は浮き出ているところとくぼんでいるところに分けられる．応用的能力

の向上を目的とした場合の段階づけとして,図柄を選択する際に,対象者が自ら図柄を描く場合は,できるだけ連続した線で浮き出るところとくぼむところを明確にする方が作業はしやすい.また既成のものを利用する場合は,切り絵などのモノトーンの図柄も活用できる.さらに巧緻性の習熟を目的とするなら木槌で打ちつける力を加減し,くぼむ深さを調整し,作品に奥行きを持たせることもできるだろう.

表札の作製では,明朝体など細い書体は文字周囲を浮き出させ,ゴシック体など太い書体は文字自体を浮き出させると出来映えがよい.表札は自分の名前を書くため作業への意欲も持ちやすく,図柄的にも難しくなく導入するには適している.

視覚的な情報を利用する場合は,図柄はできるだけ連続した線で描かれているものを用い,描画に使用する下絵の色を場所によって使い分け,目印とすることで誘導しやすくすることもある.図柄を文字にすることで,書き順に沿って行うことで援助なく向けたい方向へ意識を向けることもある.

社会的適応能力を考慮した場合,訓練時間が決まっているときはその中での工程の調整,配分を対象者自ら決め,道具の管理・手入れ,騒音の周囲への配慮なども行わせ,評価・訓練することができる.

2-4.リスク管理

木槌,釘の使用にあたっては,対象者の危険回避への配慮が必要である.また,たたく動作が大きな音を発生するので,周囲への配慮も必要である.

職業前訓練として導入する場合は,様々な用具や材料を使用する.その材料の中には,腐食剤などの環境に害を及ぼす化学薬品も含まれるため十分な管理が必要とされる.

参考文献
石川 齊,古川 宏・編:図解作業療法技術ガイド.文光堂,1998.
日本作業療法士協会:作業療法ガイドライン(1996年度版).日本作業療法士協会,pp.17-21,1997.
日本作業療法士協会:OTが知っておきたいリスク管理(II)(作業療法マニュアル10).日本作業療法士協会,2000.

(塚原 正志)

10 手芸

1. 手芸の一般的特性

1-1. 手芸について

　手芸とは，特別に専門的技術をもたなくても，手軽に製作可能な作業種目を総称している．作業種目は，編物，縫物，刺繍，造花などがあり，導入の際の注意や部分的な指導があれば，比較的短時間にある程度完成された作品ができる．手芸は，過去の経験が活かされることや，修正が比較的容易であること，完成した作品が生活の中で実際に使用される道具となることなどから導入がしやすい．さらに，作業の過程の中でもできばえが客観的に確認できることなどから，動機づけも容易である．

　編物は，手編みと機械編みの2種類に大別される．その歴史は，人類が狩猟，漁猟で生活していた頃からはじまり，編針で編む手編物は13世紀にイタリアではじめられた．機械編みは16世紀にイギリス人によって靴下を編む機械が作られ，その後産業革命によって著しく発達し今日に到った．

　ここでは一般的な手編物を中心にとりあげ，作業療法への活用を解説していく．

1-2. 場所，材料，用具，管理

1-2-1. 場所

　最低限，1人の方が作業を行うだけのスペースがあれば作業は進められる．毛糸玉を置く所と，手編みができるだけの作業スペースがあれば，作業療法室でも部屋でもよい．手編みを介しての人との会話を目的とすれば，人数相当が作業できる場所を設定する．周囲の声や音が気になる方には静かな環境を，複数で会話をしながら作業を進めたい方の場合は，数人のグループで作業ができる環境を提供する．

1-2-2. 材料

　糸は，毛糸，サマーヤーン，アンダリア糸，レース糸などがあり，作品に応じて糸の種類を選択する．風合いのよい型くずれがしない編地を編むためには，糸の太さに合った針の号

数を選ぶことが重要となる．

1-2-3．用具

針は，かぎ針，棒針，アフガン針，レース針，とじ針，まち針などがある．糸の太さと針の号数との組み合わせに注意する．

その他，メジャー，鋏，スチームアイロン，アイロン台，製図用紙，鉛筆，定規，縮尺メジャー，手編み機などが必要となる．

1-2-4．管理

①材料の保管：特に毛糸は，使用しない期間は缶に防虫剤を入れて保管するようにすると，余った材料も有効に利用することができる．
②用具の管理：鋏，針などは，自傷他害などの危険回避のためにも使用前後に数の確認を行い，紛失や持ち出しに注意する．またこれらの危険な用具類は，保管場所を決め箱などにひとまとめにしておくと管理しやすい．

1-3．編物の特性

手編物は，棒針，かぎ針，アフガン針，手編み機によって作られ，基礎になる編み方である「表目」，「裏目」，「鎖目」，「細編み」，「長編み」を習得すれば，さまざまな作品ができる．材料や用具も，手芸店へ行けば選ぶことができ，入手しやすいことも特徴のひとつである．さらに，針を使用しない指編みや編物用の自助具を利用することもでき，児童から高齢者まで作業種目として提示できる．

手芸の特徴は，作業スペースをとらないこと，個人のペースでできること，修正が容易であることも特徴である．基本は単純であるが，技術が進むと応用性や創造性も発揮でき，さまざまな目的のために利用できる．

2．治療的活用

2-1．療法としての背景

目的，適応，手順などを明確にすれば，身体障害，知的障害，精神障害を問わず作業種目として活用ができる．身体障害の場合は，全身の筋力維持・回復，上肢機能の回復・維持などの基本的運動能力から，姿勢保持能力の向上などの応用的能力を獲得するアプローチへとつなげることができる．知的障害や精神障害の場合は，注意・集中力，記銘・記憶力，視空

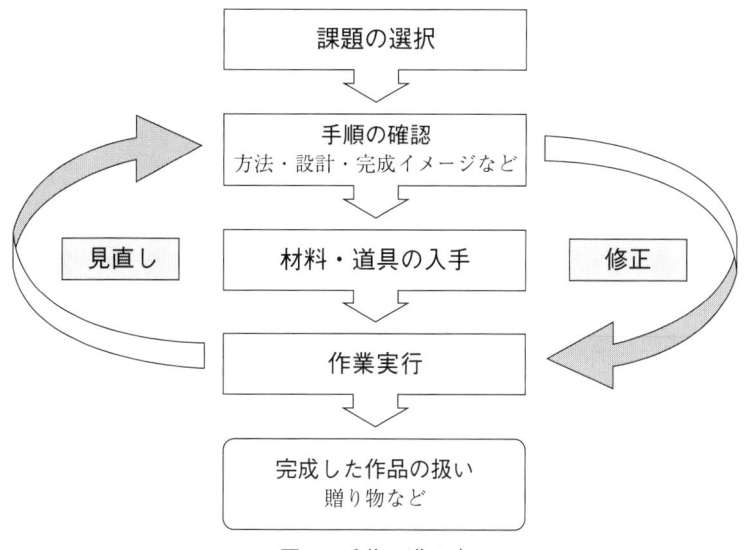

```
         ┌─────────────┐
         │  課題の選択  │
         └──────┬──────┘
                ↓
         ┌─────────────┐
    ┌──→ │  手順の確認  │
    │    │方法・設計・完成│
    │    │  イメージなど  │
    │    └──────┬──────┘
    │           ↓
 ┌────┐  ┌─────────────┐  ┌────┐
 │見直し│ │材料・道具の入手│ │修正│
 └────┘  └──────┬──────┘  └────┘
    │           ↓              │
    │    ┌─────────────┐       │
    │    │  作業実行   │ ←─────┘
    │    └──────┬──────┘
    │           ↓
    │    ┌─────────────┐
    │    │完成した作品の扱い│
    │    │   贈り物など    │
    │    └─────────────┘
```

図1　手芸の進め方

間認知などの認知・心理面の基本的能力の向上から，行為・企画能力，理解力・判断力，学習能力，現実検討などの知的・心理面の応用的能力の向上へのアプローチへとつなげることができる．さらに障害種別を問わず，作品を介したコミュニケーション活動や作品の扱い方によっては，社会的適応能力を養うことにもつながる．

2-2．治療的特性

①運動：姿勢は，立位，座位，背臥位，側臥位でも可能であるが，伏臥位でも頭部挙上できるなど条件が整えば可能となる．

　主に使用するのは，肘・前腕・手関節・指であり，これらの運動がおのおのの関節で協調して動かなければならない．指先のつまむ運動も重要な機能をもつことになる．さらに，両手が協調して使えることが求められるが，自助具を工夫することで手編みが可能となることもある．

　複合的には，両上肢の協調性と目と手の協調性が必要となる．

②感覚・知覚：手元が見える視力が要求される．また視力障害をもつ方や高齢者は，長時間作業を続けることで，眼精疲労を起こすことも予測されるので注意を要する．細かな点では，編目の強さを調整しようとする場合，指先の触・圧覚の機能も必要となる．

③認知・心理：基本的な編み方の習得までは，認知や集中力が必要となる．また初心者の場合は，受動的で機械的かつ単調な作業の繰り返しとなりやすい．関心をもち，新しいものやより高度なものに挑戦しようというときには，創造性や能動性が必要となる．

　作業の過程での誤りに対しては，糸を解くことで修正は比較的容易であるが，同じ誤

りを繰り返し修正が重なると失敗感が募ることもあるので，適切な介入を行う必要がある．

手編みは，生活習慣上，女性が行うことが多いが，男性の中にも関心を示す人もおり，無理のない範囲で導入することも検討した方がよい．

2-3. 活用

2-3-1. 手編みを導入した事例

▆ 事例

70歳の女性で，自宅で軽い脳梗塞が発生し軽度の左片麻痺が残った．発症後1カ月半が過ぎ，医療的な管理は徐々に軽減し，身のまわりのことが少しずつ自分でできるようになってきた．現在，発症時のショックとADL面での不自由さが生じたことで，ごく軽いうつ状態になっている．

回復期リハビリテーション病棟において，左上肢の機能改善，左視空間失認の改善およびうつ状態の軽減を目的に，作業療法の処方が出された．

▆ 経過

①評価：評価の結果では，左上・下肢ともに Brunnstrom テストで，ステージⅤの回復段階にあり，非利き手として不充分ながら使用可能と判断した．左視空間失認はごく軽く残っているものの，手工芸の実施には大きな問題にはならなかった．

　うつ状態も軽く，投薬と環境の調整で一過性に改善でき，予後は良好であると主治医とともに判断した．

②作業種目の選定：作業種目を決定する際に，本人にいくつかの種目を提示したところ，過去に行った経験があり，これから時間を見つけてやろうとしていた手編みに挑戦することになった．

　導入時は，マフラーを編むことにし，毛糸は極太毛糸でやや地味な暗めの色を選んだ．棒針は8号にした．

③運動機能の経過：当初は，左上肢が思ったように動かず苦痛のようであったが，肘をテーブルの上に置いて固定し，編む速度を気にせず作業療法の時間で疲労しない時間内で製作を打ち切ることにした．その後間もなく，機能的な回復が進んできたことと，上肢機能に応じた編み方のコツを覚えてきたこととで製作の効率が上がってきた．

　製作速度が上がるうちに，編み違いや編み残しが目立つようになり，本人に聞いてみると毛糸の色が暗くて見えづらかったことが判明した．その時点で本人に了承を得て，毛糸の色を見やすい物に変えて製作作業を再開したところ，編目を間違える頻度は減少した．

④心理的経過：導入の初期は，製作に取りかかるまでが苦痛な様子であった．しかし，1週間ほどで編み方のコツを習得し，作品も徐々に形としてできてきたことで，作業中の表情も豊かになってきた．その時点で，毛糸の色を変更することになり，やや気分的に落ち込んでいる様子が伺えたが，「明るい色を使うと若返るね」という言葉かけなどで導入初期の状態までは落ち込むことなく再び製作にかかった．

機能の回復とも相まって，次第に製作意欲が増し，作業療法室から部屋に帰った後も時間を見つけて製作を続けるようになった．作品も，マフラーの次に，孫に贈るという目的で帽子の製作をはじめた．作品の完成後，お見舞いにきた孫にできあがった帽子を渡したところ大変喜ばれ，本人もうれしそうであった．

症状も安定し，上・下肢の運動は若干麻痺を残しながらもステージⅤ以上の回復があり，左視空間失認も日常生活にほとんど支障なくなり退院することになった．

退院後作業療法の処方はなくなったが，外来に来た際に作業療法室にも寄り，手編みはずっと続けていること，友人に靴下を贈って喜ばれたことなど家庭での生活を報告してくれている．

2-3-2. 編み機の工夫
■ジャンボ編み機

かぎ針や棒針を持つことが困難な方に，比較的簡単で完成度の高い「ジャンボ編み機」を使った編み方がある．ジャンボ編み機は，リリアン手芸の編み機を大きくしたもので，要領はリリアン手芸とまったく同様である．

【ジャンボ編み機の材料と作り方】
　①粉ミルクの大缶(直径 13.5 cm)または業務用大缶
　②割り箸(10 本〜15 本)
　③セロハンテープ
　④ガムテープ

底ぶたを切りとって縁を処理した大缶に，セロハンテープで割り箸を等間隔で固定し，その上からガムテープでしっかり固定する．

【手芸材料】
　①毛糸はアクリルまたはウール
　②太さは並太(1 本どりで編む)か，中細(2 本どりで編む)

【編み方】

1 周目は毛糸を交互に割り箸にかけ，2 周目に入る前に 1 周目の毛糸に結び，1 周目と反対の割り箸に交互にかけていく．3 周目からは，割り箸の外側に毛糸を当て，手前の毛糸をかけていく．以後，この作業を繰り返して必要な長さになるまで編んでいき，仕上げは最初

と最後の毛糸を始末してできあがる．

2-4．効用

2-4-1．基本的能力

①運動：手芸を行う姿勢は，手元の作業をみることができ，両上肢の肘関節から末梢部が動かせる姿勢がとれればよい．したがって，回復段階や体力の回復に応じて，体幹筋力の回復や平衡機能の改善をはじめとした全身の持久力の改善姿勢を目的とした作業課題となりうる．

上肢の運動では，作業負荷としては軽度ではあるが，運動パターンの改善から筋力の再強化などが見込まれる．また，指先の細かな運動を行う巧緻性と，単一上肢内の各関節や両上肢間での協調性が他の作業課題よりも多く要求される．運動面では，以上のような自動運動をとおして，関節可動域の改善につながっていく．

②感覚・知覚：課題を遂行する中では，視覚で確かめながら作業を進めることも要求され，視覚的な確認能力に加え，目と上肢の協調性も要求される．細かな点では，編目の強弱や細かな細工を確認するために手指の触・圧覚の機能が必要となる．

③認知・心理的：マニュアルや指示を理解する能力，介入に対しての受け入れ，作業への集中力が必要である．また写真や絵を見て，完成品をイメージできれば，動機づけだけでなく作業の過程で必要なことも予測できるようになる．

表1　手芸に関する基本的能力

運動	協調性・巧緻性 筋持久力・全身持久力 姿勢 関節可動域 随意性
感覚・知覚	視覚 表在感覚 固有感覚 立体知覚
認知・心理	注意・集中 記銘・記憶力 視空間認知 意識水準 感情・情緒 意欲 音声・文字言語の表出および理解

運動面では，針の固定が困難であれば，回復段階に応じた編み機の工夫や指編みの導入，片手での作業なども検討する．現在の自分自身が，可能な運動の中で完成された作品ができることで，次の作品への動機づけや自信にもつながることになる．

2-4-2．応用的能力

運動的には，体力が回復し作業が順調に進み，作業時間が漸次長くなることで，体幹の保持能力の改善にもつながる．上肢機能では，回復期では巧緻性の改善が期待できるが，次第に機能の維持に代わっていく．

知的・精神能力では，より高度な編み方や作品を制作するためには，認知や集中力の持続が必要である．たとえば編物では，基本的な編み方やパターンを習得すれば，それを基にした独自の編み方やパターンへと発展させ，作品もマフラーから帽子，靴下などより難易度の高い物へと移行することもできる．完成度の高い作品ができれば，自己に対する自信や他の課題への動機づけにもつながる可能性がある．

ただし，性急に新しい編み方，新しいパターン，難易度の高い作品へと移行することを要求すると，それがストレスとなってしまうことがあるので注意が必要である．

表2　手芸に関する応用的能力

起居・移動	座位（姿勢）保持
上肢動作面	リーチ 把持（握り・つまみ） 保持 離し 両手動作 道具・遊具・機器操作
知的・精神面	計算能力 行為・企画能力 理解力・判断力 問題解決能力 学習能力 自己規制 現実検討
代償手段の適用	自助具

表3 手芸に関する社会的適応能力

個人生活適応	洗濯 掃除 安全管理 時間管理
社会生活適応	言語的コミュニケーション 社会参加（作品の扱い方による）
職業的適応	作業耐久性 作業能率 作業習熟 正確さ 巧緻性

表4 手芸に関する環境資源

余暇活動面	活動意欲 興味対象の有無 ストレス解消手段の有無
人的環境	家族による支援 友人・知人による支援 社会的支援
物理的環境	機器・道具

2-4-3．社会的適応能力

手芸は，基本的には個人のペースで行うもので，社会的な能力は多くは要求されない．しかし作品を作る過程での，製作中の作品に関する進行状況や，行き詰まっている点などの話題を通して他の人との交流ができる．作品を製作していることそのものに関して，他人から話しかけられ，それに応えるというような交流も生まれる．

できあがった作品を家族や知人に贈ることで，相手から感謝されることや相手に近況を伝えることなどの交流をもつことができる．

さらに，作品が商品として耐えられるだけの技術や独創性まで高められれば，この作業が生き甲斐としてさらに広がっていける．

2-5．工夫・応用

■片手用棒針編み機

【機能・特徴】

片方の編み棒を固定することで編物ができる．棒針の太さにも対応でき，指示する角度も変えることができ，適切なポジションが得られる．

【構造と機構】

主な機構としては，基底盤，支柱，編み棒締めつけ盤，締めつけハンドル

【使い方】

座位で，基底盤を両脚の間に挟んで使うか，クランプを利用してテーブルなどに固定して使用する．

参考文献

蒲生美子・小松節子：福祉実技シリーズ6「お年寄りの楽楽手工芸」．黎明書房，1999．

自助具フォーラム・編：身近で小さな福祉用具─自助具の考え方と作り方─．朝日新聞文化事業団，1999．

日本作業療法士協会・編：作業療法ガイドライン(1996年度版)．日本作業療法士協会，1997．

日本作業療法士協会・監修：基礎作業学(作業療法学全書2)，改訂第2版．協同医書出版社，1999．

ハマナカ手芸手あみ糸作品集：極太毛糸のニットこもの．ブティック社，2002．

広瀬光治：あみものの基礎．日本ヴォーグ社，2001．

松井紀和・編著：精神科作業療法の手引．牧野出版，1978．

松本妙子：簡易手芸(日本作業療法士協会・編著「作業─その治療的応用」)．協同医書出版社，1985．

MacDonald E.M, MacCaul G, Mirreey L(赤津　隆・監訳)：作業療法─理論と実際─．医歯薬出版，1978．

(志井田太一，中島千鶴子)

11　描　画

　一人の恋する娘が，朝になると去りゆく恋人の面影をとどめようと，壁に映った恋人の横顔の影を炭でなぞり，それを見て恋人のいない間の慰めにしたことが絵画の起源であると，古代ギリシアの伝説が伝える．人によって描かれたもので，現存するもっとも古いものは，動物の生き生きとした姿が写実的に描かれたラスコー（フランス）やアルタミラ（スペイン）の洞窟壁画といわれている．旧石器時代に描かれたこれらの壁画は，装飾や鑑賞というより，おそらくは狩りで獲物が手にはいるようにという呪術的な祈りの表現と思われる．また，縄文土器にみられる幾何学紋様などは，装飾という人間の本質的な造形活動の現れであろう．

　このように人は，自分が見たり感じたり考えたものを表現し伝えたり，身の回りを飾ったり，伝えきれない思いを表し感情を発散する手段として，太古より描画という行為を行ってきたものと思われる．

1．描画の一般的特性

　紙とわずかな筆具，自分の身のおける空間があれば，どこでも描き表す行為は可能である．子どもは，小枝があれば地面にさえ描き楽しむ．描画に必要な材料や用具は，日常の筆記具，趣味レベルのものから，油絵やエアーブラシなど本格的なものまであるが，よほど特殊なものでない限り，だれでも扱うことができる．用具についても一般的な画材店などで入手可能である．また用具の基本的な扱いは描画の基本を含めて大抵の書店で手にはいるので，市販のテキストを参考にされるとよい．

1-1．描画について

　描画は一般に，紙や画布などの平面的な素地（基底材）に水や油などの媒材で溶いた顔料や，鉛筆，パステル等の固形の画材などで，見たり，イメージしたものを描く造形芸術である．絵の表現にあわせていろいろな画材が使われ，画材に応じて水彩画，パステル画，アクリル画，油絵などと呼ばれたりする．また主題に応じて人物画，風景画，静物画，抽象画と

いった分類や，日本画，フランス絵画，バロック絵画などのように歴史的・地理的な分類などがある．画材の開発などにより描画の範囲も広がりを見せており，通常の画材を使用しないで，ペイントソフトをつかってパソコンの画面上に描き，仕上がったものをカラープリンタなどで印刷するパソコン描画なども絵画のジャンルに含まれるようになった．

　紙一枚，鉛筆一本からでもはじめられ，小児から老人まで対象を選ばず，個人にも集団にも利用できる．そして精神的情緒的な問題をもつ者だけでなく，協調動作の改善，高次脳機能障害評価の補助など身体的な問題をもつ者にも利用される．さらに余暇活動としての利用を考えれば，より広い対象者への応用が可能である．

1-2．場所と材料・用具

　一般的な描画を行う場所や材料・用具，作業療法の活動種目として行う場合に準備すればよいもの，その際の留意事項などについて述べる．

1-2-1．場所と設備
　画材によっては，水が必要であったり，顔料を溶くオイルなど揮発性の溶剤を使用する場合には少し匂いがするが，特に場所は選ばないし，特別な設備がなくてもできる．しかし，できることなら，テーブルや椅子があり，いろいろな画材などがいつでも使え，作成途中の作品をそのまま保管できる程度の設備があるとよい．

1-2-2．基底材
　紙，キャンバスなどの布，板，ガラス等のほか，壁，天井，建具などの建築の一部や家具，工芸品などももちいられるが，一般には紙がもちいられることが多い．紙はケント紙のような表面が均一なものから凹凸をつけた吸水性のあるものまでいろいろある．

　デザイン画，イラスト画，精密画など鉛筆や線画に淡彩を施す場合には，紙の表面が硬く，なめらかな高温加圧プレス紙，一般的な水彩画には，表面に少しざらつきがある常温加圧プレス紙がよく，値段も手頃で普通のスケッチブックに使われている．水彩画紙は，表面にはっきりしたざらつきがあるもので，細目，中目，荒目など目の粗さにより表現に大きな差が出る．画仙紙，和紙なども独特な味のある作品となる．

　通常作業療法でもちいる場合，個人描画の場合はＢ４程度の画用紙やスケッチブック，グループ描画の場合は模造紙などを用意しておくとよいが，紙のサイズは運動の量や必要とする精神エネルギーの量，注意・集中力などにも関連があるため，画用紙のサイズはいろいろそろっているほうがよい．また，俳画や絵てがみ，水墨画などを行う場合には，画仙紙や半紙，色紙などがあるとよい．

1-2-3. 画材

　描いたり彩色したりする描画の材料を画材というが，どのような表現をするかによって使い分けられる．木炭，チョーク，ペン，鉛筆，色鉛筆，ボールペン，マジックペン，マーカーペン，クレヨン，クレパス，コンテ，パステル，水彩絵の具，墨，アクリル絵の具，油絵の具などがある．

　画材の影響として，ペンや鉛筆など硬いものほど知的防衛的で，技術を要しない柔軟な素材ほど感情の溢れた退行的，衝動的，発散的な表現となりやすい．そうした画材のもつ心理的特性や扱いやすさ，表現の多様さなどを考慮し，できるだけいろいろなものがそろっているほうがよい．色数に関しては，うつ状態の場合にみられるように，混色が不可能な対象があることを考えれば，色鉛筆やマジックペン・クレパスなどは色数が多いほうがよく，少なくともマジックペンなら16色程度，クレパス類なら24色程度はそろっていたほうがよい．

　また，施設等の活動として行う場合，費用の問題もあるのだろうが，簡単な扱いやすい画材として幼児や児童がいわゆる「お絵かき」として使うような，色数の少ない，安価なものがおいてあることが多い．芸術作品を目的とするわけではないので，特殊なものや高価なものでなくてもよいが，少なくとも生活年齢に応じた，初心者が趣味で描画を行うときに使う程度の画材をそろえる．描画だけではなく，作業療法のにおける素材や用具全般にいえることであるが，提供される素材や用具は，対象者をどのように扱っているかということの象徴としてもとらえられ，治療関係にまで影響するということの自覚が必要である．

1-2-4. その他の用具

　基底材，画材以外に描画に必要な用具は，画材によっても異なるが，筆，ねりゴム，写生箱(戸外スケッチ用)，画板，水入れ，イーゼルなどがあるとよい．筆は，油彩画筆，水彩画筆，水墨画筆などを必要に応じてそろえておく．

1-3. 描画活動の特性

　描画は表現様式からみると，身体表現と言語表現の間にある非言語的表現にあたる(図1)．すなわち舞踏や一般的な音楽表現(歌詞に意味をもたせたものは別であるが)より言語性は高いが，文字で表したり言葉で伝える表現行為に比べると，脳の構造と機能からみて，知覚・認知過程で知性化のフィルターを通ることが少ない．したがって，絵画は言葉で表しきれないものを意識的に表現すると同時に，言語として知的に統合される以前の無意識的なものが表出する．

　そして「描く」という行為を心身の機能のシステムという視点からみると，過去にまたは今経験として知覚し，イメージとしてとらえているものを，手を動かすいう身体運動に置き

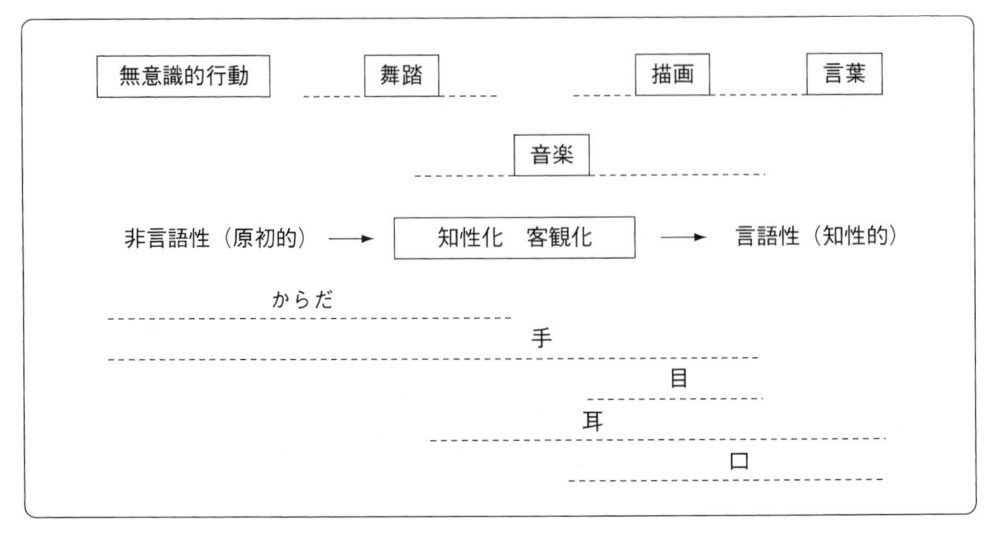

図1 表現様式とその特性

換えて絵画のように目に見えるものとして表出し，表出されたものを再び視覚を通して意識し，再認知する活動といえる．この「描きながら見る，見ながら描く」という行為の繰り返しは，無意識的なイメージが意識化され客観的に把握される過程があると同時に，目と手の緊密な協調が必要とされる．

すなわち描画は，
①身体運動を介したイメージの表出(身体エネルギーの使用)
②主に手で筆具を使用して表現(手の機能との同一化)
③意識レベルと無意識レベルが混在して表出(無意識レベルの投影的表出)
④見ながら描くという同時進行による意識化(視覚化による意識化)
⑤目と手の協調運動(協調的な感覚運動系の使用)

といった，精神性と身体性が相互に深く関連する特性をもった行為といえる．

2．治療的活用

2-1．療法としての背景

芸術療法としての起源はきわめて古いが，医療としては20世紀半ばより，心身両面の投影がされやすいこと，感覚を通したメッセージの授受(非言語的交流)という絵画の治療的特性が，性格診断や発達診断に利用されるようになり，精神医療の範囲において，表現活動や創造体験を通して自己の内面を吐露し，洞察し，変容させていく精神療法の補助手段としての価値も認められるようになった．

2-2. 描画の治療的活用

　作業療法の観点からは，描画の投影機能をもちいた精神療法の補助手段としての利用もさることながら，描く行為や動作を治療的にいかに活用するかということに目を向けることが必要である．

　基本的能力としては，「線を描く，目的の部分を塗る」という動作に要求される主に視覚や固有覚から入力される情報への注意・集中，対象物の認知（視空間認知），上肢の安定性，目と手の協調性，手の巧緻性・随意性などに関する改善が主となる．応用的能力・適応能力としては，動作面では上肢のリーチや筆具の把持・保持能力の改善や上肢装具，義手のやや巧緻的な使用のトレーニングにもちいることができる．また描画全体はそれほど筋力が必要な活動ではないが，把持力や上肢の筋力の低下が著しい場合には，ホルダー，ラップボードなどの自助具（図2）をもちいたり，上肢が使えない場合には筆を口でくわえたり，ホルダーで頭部に固定する，足指に挟むといった方法で，上肢の代償機能の訓練としても利用できる（図3，図4）．知的・精神面では論理的思考，理解力・判断力など改善や，手で道具をもって描くという行為・動作自体が，情動のエネルギーを身体エネルギーに置き換えて表出する，手の機能と同一化した表現行為のもつ気分の転換・解放，感情の発散効果などが大きな役割を果たす．さらに自己表現や完成させる喜びは自己愛を満たし成功体験にもつながる．またグループによる製作は他者との協調や交流を促進し，成功体験を共有し集団所属感を育くむ機会にもなる．

　絵画に興味のある者に技術指導的に行う場合は，余暇活動としての趣味性を高めたり，技術指導を通して治療者との対人関係を深めることも可能であり，さらに精神的な集中力，観察力，創造力の開発をめざすこともできる．また，抑圧されていた情動が描画の一次過程的様式の中で適応的に表出されることは，カタルシス効果をもたらすとともに，その表現されたものを客観的に自らが見るという過程を通して，患者自身の内省や洞察がもたらされることもある．さらに描画を媒体とした言語的・非言語的コミュニケーションは治療者と患者の

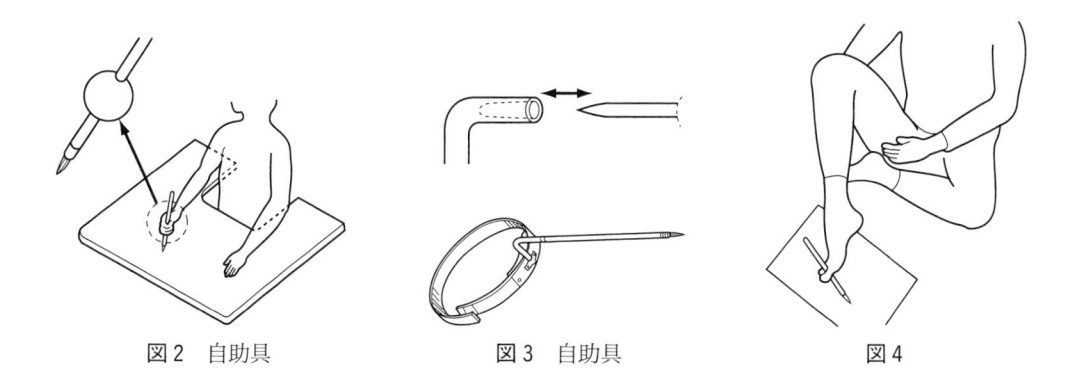

図2　自助具　　　　図3　自助具　　　　図4

相互理解を深め，関係を強化することが可能であり，精神療法の補助手段としてももちいられている．

言語表現が不得手であるとか，言語交流そのものに障害がある場合の交流手段，および言葉で表現しきれないものを伝えるコミュニケーション手段としてももちいることができる．

2-3．工夫・応用

絵画の投影的な機能をもちいた人格検査や精神療法の補助的な利用もあるが，作業療法では絵画のもつ非言語性を生かし，一本の線を描く描画行為そのものを人とのふれあい（コミュニケーション）の手段，現実的なグループワーク体験の場，楽しみながら身体機能の改善を図るといった工夫や応用がなされるとよい．年齢や障害を越えてもちいることが可能な描画の工夫・応用例を2，3紹介する．

2-3-1．共同連想描画（筆者試案）

連想絵遊びという形で進められるため，絵画に抵抗のある人でも導入しやすく，現実生活における他者との関わりが遊びの雰囲気の中で，しかもお互いの関わりを視覚的に客観視しながら体験できること，集団内の対人パターンの評価が行いやすいといったことが，この技法の特徴である．

まず模造紙を一枚，壁かホワイトボードなどに参加者全員が見えるように貼り，画材（通常はマジックペン）を用意する．トランプ等（ゲーム的に）で描画順を決め，模造紙が全員に見えるような位置に順に着席する（図5）．課題を提示し，「一番の人から順に課題にそって，何か一つずつこの紙に描いていき，全体で一枚の絵になるようにします．他の人が描いたものに描き加えても，新しいものを描いてもいいです．何も思い浮かばないときは，パスして

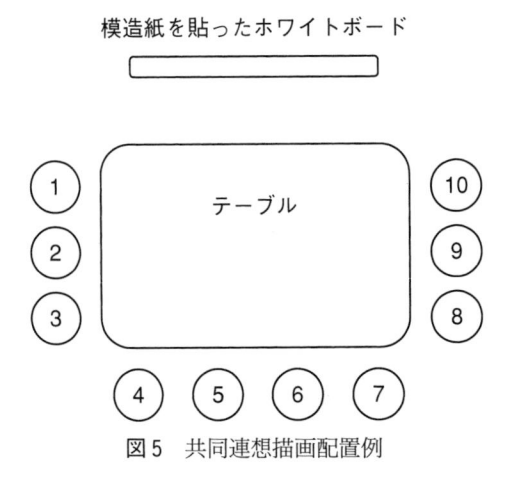

図5　共同連想描画配置例

次の人にまわしましょう．描くものがなくなったところで終わりにします」と指示する．何回か順番が回り，普通40〜60の描きこみがなされると画面がほぼ埋まるので，その時点で「最後に描き加えたいものがある人はだれでもどうぞ」と描いてもらい，描画を終了する．

　描画の過程では，他人が描いたものに助けられたり，反対に制約を受けたり，描こうと思ったものが先に描かれたり，思いもよらぬものが出て来たりと，いろいろなグループ体験をする．こうした描画中に起きた自分の気持ちや感想，意見などを描画後に皆で話しあって終了する．描画は1時間以内が適当．前後の言語交流を含めて1時間半程度のセッションとなる．

　マジックの色数は最低12色，できれば16色以上のものがよく，太書き，中細の2種類を準備する．課題は，導入期は晩秋，春一番，夏真っ盛りなどのような四季の風景など具体的なものがよく，慣れれば参加者から課題を募るとよい．凝集性が比較的高いクローズドグループなどでは，心理的課題などをもちい描画後の話しあいを深めることで，集団精神療法的絵画療法としての利用も可能である．人数は通常10名前後が適当で，人数が多いときは複数のグループで同時に行うとよい．複数のグループが同じ課題で描いたものを全員に紹介しながら話しあうという方法もよい．スタッフも描画に加わり，必要に応じ他者の描画に，グループの中の一員として加筆などで援助する．

　障害の程度にもよるが，歩行障害，上肢の機能障害など身体的な障害の違いを超えて，順番に模造紙の前に移動し，1つずつ何かを描くということを繰り返し，みんなで一枚の絵を仕上げるという一連の活動は，技能としては障害の程度を問わないので，障害の違いを超えて楽しみながらそれぞれの機能の改善と普遍的体験による自分の障害を考える機会になる．

2-3-2．人物画の工夫—私がモデル，皆ピカソ（筆者試案）

　モデルになって人に見られること，人物スケッチを通して他人をしっかり見ること，特徴をつかむことなど，見る見られる体験を楽しみながら行うことが目的．対象者を選ばず，何人でも行える．

　まず個々にB4サイズの画用紙とクレパスを準備し，モデルを決める．モデルには自分の好きなポーズをとってもらい，どのように描いてほしいか注文を受ける．スケッチをする者には「しっかりモデルを見て何か一つこのモデルの魅力的な部分を見つけ，上手下手考えずに思い切ってピカソ気分で描きましょう．あとで口で描く（こういう風に描きたかったという思いを述べること）こともできます」と言い，思いどおりに描いてもらう．

　一通り皆の描画が終わると，全員で観賞できる位置に並べて貼り，モデルになった人の感想を述べてもらう．ピカソになった人からは，それぞれモデルの特徴をどのようにつかんだか，どのように描こうと思ったかなどについて話してもらい，皆で話しあう．描画そのものは30分程度．描画前後の会話時間を含んで1時間〜1時間半程度のセッションになる．

神経症圏内の人など一部に下書きをしないと描けない人があるので，2B程度の鉛筆と消しゴムも少し用意しておくとよい．またこの方法の場合デフォルメされた絵も多くなるが，攻撃的な表現をさけ，モデルのよい部分をうまく見つけて表現するような雰囲気を作るとよい．そして描画についての話しあいでは，絵の上手下手という技術評価にならないようにする．描いた絵に関しては，モデルの人にプレゼントするなどどうするかを皆で決定し，曖昧な扱いにしないようにする．

参考文献

岩井　寛：集団療法としての絵画療法(徳田良仁，式場　聰・編著：精神医療における芸術療法)．牧野出版，1982．
太田好泰，森下静香，矢野利之："癒し"としての自己表現．エイブル・アート・ジャパン，2001．
高江洲義英，徳田良仁：絵画療法の諸技法とその適応決定(芸術療法講座3)．星和書店，1981．
中井久夫：精神分裂病者の精神療法における描画の使用(中井久夫著作集1　分裂病)．岩崎学術出版社，pp.17-45，1984．
松井紀和：精神病院における芸術療法の適応(芸術療法講座3)．星和書店，1981．
山根　寛：絵画(作業療法学全書2　基礎作業学)．協同医書出版社，pp.307-314，1990．
Capacchione L(長谷川寿美・訳)：アート・ヒーリング．たま出版，1993．

(山根　寛)

12　料　理

1．料理の一般的特性

1-1．料理について

　料理といえば，和食・洋食・中華といったさまざまなイメージを思い浮かべるが，料理とは，食べられるように手を加えること，あるいは食べ物をこしらえることと考えると，人間が火を使い，道具を使用しはじめた時代から，何らかの形で行われてきた行為である．作業療法の種目としての料理は，これら和洋中の様式が混在した日常的活動での家庭料理であろう．祖母から母へ，母から子へと代々受け継がれてきたという文化の継承的側面もある．テレビや雑誌でも必ずといってよいほど料理番組や料理特集があることからも馴染みのある活動と言えよう．たとえば，男の料理，おいしい料理，スピード料理，安上がりの料理などといった目を引く文字が料理の前に付く．早く，安くという工夫は大事であるが，「男」とか「おいしい」という性的同一性や価値観に関わるような言葉は少なからず文化的影響を意味している．料理という作業活動はその前後に買い物と食事という作業活動に関連するが，広くそれらを含めた一連のプロセスと見なすこともできる．何を食べたいのかあるいは食べさせたいのかを決める(献立)，食材を購入する(買い物)，手順の確認，調理，盛りつけ，後片づけ，会食という流れである．また，レクリエーション的な意味合いをもったキャンプなどでの料理やお菓子づくりも含まれる．生きていくのに必要な栄養の摂取としての食事の前段階として切り離せないのみならず，楽しみを担うという側面もある．

1-2．場所，材料，用具，管理

　料理を行う場所は一般に台所である．屋外での料理であっても基本的に同じで，調理台，調理用具，水場などは必要である．料理では包丁，まな板，フライパン，鍋など，必ず何らかの道具を使用する．一見何の用途に使うのかと思ってしまうような形状の調理用具に出くわすこともあるが，鍬や鋤が農作業を行うときにあらためてその効率の良さや便利さを実感させるように，その形状には必ず理由がある．一般家庭の台所にある調理用器具を使うこととは，道具を使用する日常生活活動(Instrumental Activities of Daily Living；IADL)で

ある．電化製品は一般に障害者にとっては便利なものである．対象者の台所環境に合った器具を用いた指導が原則であるが，可能な限り電子レンジや自動食器洗い器，電磁調理器，ロースターなど最新で便利な調理器具を作業療法室には準備しておく方が指導の選択肢が増えるので，積極的に考えていくべきである．また，類似の機能をもつ器具（たとえば，包丁とキッチンバサミ，野菜のスライサー，フードプロセッサなど）についての知識も役に立つ．

1-3．料理活動の特性

料理には一般に知られている基本的原則と一連のプロセスがある．たとえば，肉カレーを作るとする．細かなことは抜きにすると，以下の手順となる．

材料：肉，タマネギ，人参，ジャガイモ，カレー粉，油
用具：包丁，まな板，皮むき器，フライパン，鍋，木じゃくし
手順：肉は食べやすい大きさに切る．
　　　人参とジャガイモは皮をむいて，乱切りにする．
　　　タマネギはみじん切りにする．
　　　刻んだタマネギを黄金色になるまで油で炒める．
　　　肉，ジャガイモ，人参を入れて炒める．
　　　スープあるいは水(湯)を加えて煮る．
　　　煮立ったら，カレー粉を入れて火を弱める．
　　　よくかき混ぜながらカレー粉を溶き，とろ火にして野菜が柔らかくなるまで煮込む．

大まかに言えば，皮をむく，切る，炒める，煮るといった一連の手順（工程）と，煮る途中でカレー粉という調味料で味つけをすることである．この大枠は料理を担当する人が複数であってもほぼ合意されるであろう．しかし，細部では少し異なる場合がある．タマネギも人参やジャガイモと同じように大きく切って一緒にさっと炒めるとか，とろみをつけるため小麦粉とカレー粉をまぶして炒めた方が良いとか，牛乳やヨーグルトを入れるという人もいるかもしれない．これらは自分の育った家庭の味ややり方であったり，料理書に書いてあったり，誰かから聞いたりした知識によるものである．つまり，味の継承や他者からの情報は文化の継承や異文化の影響が少なからずあるのが料理一般に言えるであろう．

また，料理に関する知識としてよく知られている味つけの順番「さ(砂糖)・し(塩)・す(酢)・せ(醤油)・そ(味噌)」は知っていると便利なものである．焼き魚は「強火の遠火」がよいとか，野菜を茹でたり炒めたりするときは固い根本の方から先にするといった常識的な事柄もあるが，こうした知識を豊富にもっていればいるほど一緒に行う人が知らなかったり，無視したりすることは許せなかったりするものである．これらは科学的根拠もあるが，文化的影響でもあるので，料理を作業活動として行う場合に注意しなければいけない点でも

あり，また治療場面で使えるテーマにもなりうるものである．

　料理に熟練した主婦であっても料亭やレストランの厨房でキャベツの千切りをすることを求められるととまどう．それは自分のこれまでのやり方(どれほど細く切ればよいのか，どれくらい早く行わなければならないのかという基準)が，職務上求められているものと合致しないからである．しかし，こうしたとまどいや不安は慣れるにつれてすぐに解消される．行うことで適応するのである．作業療法士が関わるのは，対象者固有の状況において時間がかかりすぎたり，何らかの工夫が必要であったりする人たちである．

　これらの流れは，自然にそれぞれの段階における意志的近未来の自分の姿がイメージできるものでもある．

2. 治療的活用

2-1. 療法としての背景

　上述の料理という作業活動からイメージされた事柄は作業形態である．あまりにも一般的なことであるので通常は意識されることはないが，異なる場所や異文化の中で遂行しようとして，当然と思っていることや順序・規則などが壊されると，はじめて明白になり意識される．

　Nelson によれば，作業形態はその作業名から想定される作業の枠組みであり，使う物，環境，他者の存在，時間経過に沿って進む工程を追った変化などの観察できる物理的側面と，歴史や文化的背景からその作業に付加されている意味などの社会文化的側面があるとされている．作業療法士が料理を治療的作業として対象者に提示するのは，作業形態に関する情報を遂行する主体である対象者と共有しながら，遂行することによる作業形態の適応的変化を期待するからである．作業療法士の役割は遂行する対象者にとって意味と目的がある作業遂行を引き出すために作業形態を調整することである．作業形態の調整とは，次に述べるような遂行要素としての基本的能力や応用的能力，社会的適応能力などで必要とされる工夫である．

2-2. 活用

　先ほど例として示した肉カレーを作る際に必要とされる能力を見てみよう．皮むき器を使って人参やジャガイモの皮をむくときは，通常，両手動作であり野菜や皮むき器の把持・保持に必要な筋力は必要である．野菜を持った感触，皮がむけている感触などは視覚だけではなく，表在感覚や固有感覚，立体知覚によるものである．タマネギの皮むきでは，表面の

茶色の薄皮をつまんでむくのでピンチ力が要求される．むいた皮は最終的にゴミ処理するという応用的能力や社会的適応能力の内容とも関わってくる．

切るときも両手動作で，利き手で包丁を持ち，非利き手は保持・固定の役目をもつ．肉を切ったり，人参やジャガイモを乱切りにする場合は，皮むきよりも少し大きな筋力を必要とし，切れているという感触においてもより強い固有感覚への刺激を受ける．タマネギをみじん切りにする場合，スライスしたものをさらに細かくきざむやり方と，縦横に切れ目を入れてそのままスライスするやり方がある．どちらも人参やジャガイモを乱切りにするよりは力は必要でないが，巧緻性は要求される．家庭料理や作業療法で行う場合には特に早さは要求されないが，熟練した料理人のみじん切りや千切りを行っている包丁さばきの場面を見ると，視覚的フィードバックによるというよりは運動（包丁を動かす）と知覚（切れている感触）のカップリングが強化された知覚－運動技能と見ることができる．反復は必ずこの技能を上達させる．刃物を使用するので特に安全管理が要求され，使用後はすぐに洗って片づけておくとともに，刃を研ぐなどの管理が必要である．誤って指を傷つけたりした場合には傷への対応だけではなく衛生面などから誰かに替わってもらうなどの対応をする．

炒めるときに，木じゃくしを使って炒めたり混ぜたりするのであれば，片手動作で可能であり，必ずしも両手動作は要求されない．焦げつかないように注意・集中することが必要であり，炒まったかどうかの判断には視覚，嗅覚などの情報をもとにした応用的能力が必要である．

煮るときには，鍋に材料を移してスープあるいは水を入れるのに相応の筋力が要求される．煮立ったという判断や弱火，とろ火という判断も視覚情報をもとにした理解力・判断力である．カレー粉を玉ができないように溶いたり，野菜が柔らかくなったという判断も同様である．火の調節をするので安全管理が要求される．

2-3．効用

身体障害領域では主婦役割の再獲得といった目的で行われることが多い．片麻痺で利き手が麻痺側かどうかでも指導の困難さは異なるが，補助手としてどの程度使用できるのか，まったく片手動作を中心とするのかは充分に説明する必要がある．両手動作を片手で行うには固定をいかに行うかであり，釘を打ちつけた片手用のまな板や，固定用の吸盤，ボトルキャップオープナーなどの自助具が開発され紹介されている．こうした自助具の紹介は一種の作業形態の調整と考えられる．自助具を持ち込むことによって遂行を容易にする工夫である．作業形態の調整は，道具の工夫のみならず作業形態の設定や遂行の機会を提供することでもなされる．

主婦としての経験と知識が，新たな価値観の創造に効果があった症例がある．その症例は

71歳の右片麻痺の女性で，発症後は「窓から外を眺めているだけでいい」という悲観した形で自分の現状とこれからを表現していたが，彼女の意志的叙述を聞くという徹底した協業により，未来のストーリーを描いた．銀行員であった夫を支え，一人娘も大学を卒業させて，その後，結婚しており，夫の定年後は2人で満足のいく日々の生活を送っていた．良妻賢母で，円熟した生活が発症により崩壊したケースであった．こうした情報から主婦役割に焦点を当てて，適切な時期に家事動作の再獲得が設定された．実際に行った料理的作業活動は，左手に持った急須に右手を添えてお茶を入れる，包丁でカステラを切り分ける，というものであった．お茶を入れる際には「主婦ですもの」と当たり前のように振る舞い，カステラはつぶしてしまったが「外泊したらやってみたい」と意欲を見せるようになったという症例である．簡単な料理的活動であるにもかかわらず，作業療法士による作業形態調整が本人にとっての意味と目的をもつ作業を遂行する機会を提供し，さらなる適応行動への変化を促した．

精神障害領域ではグループワーク的に料理活動を行うのか，退院後の1人暮らしを想定したスキルの向上を目標にするのかでは指導・関わり方が異なるが，状況に即して以下の点を検討していただきたい．

①精神分析的観点からは食べる，飲む，かむなどの口唇的欲求を満足させ，退行状態の患者に対する作業療法の導入時期に利用しやすいと考えられるが，マズローの欲求階層説でも食物と保護の欲求は一番の基本欲求であり，できあがった作品である料理は食べることで終了するので，導入は比較的容易であることが多い．きっかけは口唇的欲求の満足をもたらすものと考えても，その後，一連のプロセスは自然の流れとして行動することを求めるものである．なお，できあがったものを食べることは，副次的な利点であるが作品の処理に困らない．

②この活動の特徴としては，食べ物を媒介とするために人間関係がスムーズになったり，なごやかさ，解放感を得ることができ，「創造」「楽しみ」「料理を通じての語らい」といった側面を利用し，レクリエーション療法として捉えることができる．特に「楽しく行えた」というレクリエーション的要素あるいは遊び的要素を中心とした感覚で全体を通して行うこと．失敗が許される遊び的環境で楽しく行うことを通して，自分なりに行えたという有能感を得て，技能を反復することはさらなる技能の習得と同時に知的好奇心を引き出す．この技能と知的好奇心は内発的動機づけにつながる．なお，注意すべきことは，圧倒するような環境からは好奇心は生まれないので，作業療法士を含むスタッフは自らの言動をふり返る習慣を身につけておくことが大切である．

③料理は現実的な活動である．調理の段階で比較的短時間で材料・素材が変化し，それを目の前で見ることができ，自己の行動の確認につながる．自分が実際に「切る」「炒める」「煮る」などの関わりをして，材料を期待通りに変化させたという肯定的でリアル

な感覚をもてることが次の動機へつながっていく．

④段階づけが比較的明確に行うことができ，各段階ごとにイメージをもちやすい．漠然と料理全体を考えると，うまく作るにはどうすればよいかなど，膨大で繁雑な手順のチェックが必要と感じてしまうが，明確に段階づけできることにより，ひとつの枠組みの中で活動ができ，あまり経験がなくても充分に関わることは可能であり，また次のステップを示しやすい．

⑤一般的には「女性」という性的同一性の獲得，回復を目的とされやすいが，「男」を強調する場合にはその集団構成員間に男性性を意識させることも可能である．家事の1つと考えると，一般的には女性の仕事というイメージをもちやすい．女性にとっては料理を作って食べてもらい，おいしいという評価を得ることによって，料理という活動の中で行った行動に女性的役割という意味が付与・強化され，繰り返して行うことにより女性性の獲得，回復に役立つ．性的同一性の獲得という点からは，比較的女性にとって利用しやすい活動であるが，時代とともに活動のイメージは変化している．男性メンバーだけで行い，担当グループに「男の料理」を意識させて行う場合は男性の発想，気配りなど「女性と違う」という点がつねに強調され，女性メンバーだけで行うより連帯感を得る可能性がある．

2-4．工夫・応用

一連のプロセスで留意すること．

①計画立案（献立），買い物計画，買い物，調理の手順を考える，調理実習，盛りつけおよび配膳，会食，後片づけ，という流れを充分に理解させ，現在自分がどの段階にあるか，実際にどの程度できるのかを理解させる．

②献立を考える際には，かなり自由な雰囲気で意見が言えるように配慮する．スタッフの好みや価値観（簡単であるとか，おいしく作らなければいけないなど）を言って献立の決定に影響を与えないように注意する．また，みんなの昼食を当番が回ってきたから仕方なく作るという雰囲気や，何度も行っているにもかかわらず，無難にやり過ごすためだけの献立になるようであれば，治療的活動であることを意識させることも必要かもしれない．

③買い物計画では，具体的に必要な材料および人数分の量を決めたり，調味料の有無を確認することが含まれる．なお，料理材料代を集める場合には，そのグループの中で会計係が必要となり，徴収額の決定，徴収，計算，過不足の際の処理についてなどの役割を担うことになる．グループによってはお金に余裕があれば買えるものなどを助言し，曖昧な部分を決定する能力を養う．

④実際の買い物場面で，はじめて値段と量との照合が可能となる．中心となって買い物をする人と，無関心な人が当然出てくるが，その違いを把握して，できるだけ全員が買い物に参加している意識をもてるように関わる．

⑤調理の手順に関しては多少経験のある人は大雑把になったり，あまり経験のない人は不安・緊張のため，自発的に行えないことがある．はじまる前に大まかな調理手順の流れと役割分担を決めておき，作業療法士はコーディネータ役に徹する．

⑥調理実習の場面では，スタッフが中心になって参加者を自分の手足のように使うことは，自主的に関わったという意識がもてなくなるので，できるだけ避ける．参加メンバー同士でも，慣れている人と初心者との間では起こりうることなので，状況によっては注意する必要がある．

⑦会食は反省や語らいの場として治療的な活用ができる場である．料理を行う際の全般に言えることであるが，「ただ昼食を作るだけ」「ただ食べるだけ」という印象を与えないこと．いつもおいしく，上手にできるとは限らず，そうしたときに一緒に参加しているスタッフの存在が緩衝材としての役目を果たし，責任問題としてではなく，本当の意味での反省の場となるようにもっていく．

⑧後片づけができて，最終的に完了することを理解させる．

⑨終了後の休憩時間などを利用して，料理当番者だけで自由にその活動をふり返って雑談するのも有効な治療活動の場となりうる．

料理を行っていくうちに定番の得意料理ができるが，また，さまざまなレシピを参考にして挑戦するという楽しみもある．今回紹介した肉カレーのバリエーションでさえ，野菜カレー，魚カレーなど材料を変えるだけでもレパートリーは増えるが，ルーを変えてシチューにしてもよいし，スープ，チャウダー，ポトフなど容易に応用できるものである．

引用文献

日本作業療法士協会・編著：作業―その治療的応用．協同医書出版社，1985．

野藤弘幸，山田 孝：協業により作業役割を獲得した一例．作業行動研究 5：25-31, 2001．

吉川ひろみ，長谷川恵美：治療的作業の概念枠組み：作業フォームと作業遂行．作業療法ジャーナル 34：23-25, 2000．

Kielhofner G：A Model of Human Occupation：Theory and Application. 2nd ed. Wilkins, 1995（山田 孝・監訳：人間作業モデル―理論と応用，改訂第2版．協同医書出版社，1999）．

Nelson DL：Occupation： form and performance. Am J Occup Ther 42：633-641, 1988．

Nelson DL：Therapeutic occupation： A definition. Am J Occup Ther 50：775-782, 1996．

参考文献

杉田浩一：料理のコツを科学する おいしさの謎解き．青春出版社，2002．

丸元淑生：丸元淑生のシステム料理学―男と女のクッキング8章―．文藝春秋，1982．
集英社生活文化編集部・編：non・no お料理基本大百科．集英社，1994．

(石井　良和)

13 園芸

1. 園芸の一般的特性

　人類がこの地球上に誕生したときから，植物の恵みを受け，食料や生活用品の素材として植物を栽培するようになり文明が築かれた．この心身を養い身を守る植物との関係が，習性として私たちの身体に刻み込まれ，草花に安らぎを求め，緑の植物を見ると心が休まるのだろう．四季のあるわが国では，春には花見，秋には紅葉狩り，四季の移り変わりを野山に楽しみ，草花や野菜を育て，喜びや悲しみの場にはいつも花がある．

　作業療法の歴史をひもとくと，ギリシャのアスクレピオス(BC 600)，ヒポクラテス(BC 400前後)，ガレン(AD 130-201)など，医学の創始者たちが，スポーツや遊び，乗馬，仕事，音楽などとともに農耕作を心身の調和を取りもどすために処方したとある．土を耕し，種をまき，水をやり，草花や果物，野菜を育て，その実りと収穫を楽しむ，人の生活の営みのひとつである園芸は，健康法，養生法として，経験的に用いられてきたものと思われる．

　植物は水と光があれば，みずから芽吹き，育ち，花を咲かせ，実をつける．そして人が手をかければ，それに応えて育つ．広い庭や畑がなくても，ベランダや部屋の中でも，植物の育ちとその実りを楽しむことができる．ここでは作業療法としてだれもが利用できる園芸とその特性を紹介する．栽培や必要な材料・用具などの具体的なことに関しては，家庭で楽しめる園芸の本で充分であり，どこの書店でも手に入るので，そうした市販のテキストを参考にされるとよい．

1-1. 園芸について

　園芸は，観賞用の草花，蔬菜(そさい)(人間が副食用に栽培する草本作物)，果樹を栽培することであるが，一般に何を栽培するかによって，果樹園芸，野菜園芸，花卉(かき)園芸に，また目的によって，作った作物を販売する生産園芸，趣味で行う趣味園芸(または家庭園芸)に分けられる．

　栽培の難しい専門的なものもあり，地域差や生活環境，世代による違いもあるが，四季の

あるわが国は植物の種類も多く，四季折々に草花を育てたり，家庭菜園を利用したりと，多くの人にはなじみのあるものといえる．一般の園芸店で手に入り，簡単に栽培できるものも多いので，作業療法では，そうした育てやすいものを用いればよい．

1-2．場所，材料，用具

1-2-1．場所と設備

　栽培の方法によって，鉢植えやプランターなどによるベランダ園芸，温室園芸から庭や畑を利用する本格的なガーデニングまで，水と陽当たりを考えればどこでもできる．作業を行うのに必要な条件は，車椅子利用者など対象者に応じて，移動が容易であること，作業しやすいテーブル，道具や土や肥料などの材料を入れるボックス類，道具を洗ったりするだけでなく植物には水が必要なため，水回りの施設などの整備がなされていればよい．

1-2-2．材料（種子，球根，苗，土，肥料など）

　材料は，一般の園芸店で種子や苗，さまざまな道具から栽培方法のテキストまで入手が可能である．種子や苗類もいろいろ販売されており，手入れが簡単で収穫しやすいもの，鉢植えでできるもの，水栽培ができるもの，1年草や多年草，生育時期や期間のちがうものを，見頃や収穫時期，風土などを考えて準備しておくとよい．

　土は鉢植えやプランターの場合は，腐葉土，ピートモス，バーミキュライト，黒土，鹿沼土などがあればほとんどのものに対応できる．すでに調整済みの土や配合された肥料なども園芸店で販売されている．

1-2-3．道具

　道具は，庭や畑で行う場合には，スコップや鍬，レーキといった少し大きく重いものもあるが，鉢植えやプランターであれば，移植ゴテ，ポット・鉢・プランター類，ふるい，じょうろ，軍手，植木鋏などがあれば充分である．基本的にはあまり大きくなく軽くて扱いやすいものがよく，身のまわりのものを上手に工夫して使うとよい．

1-3．園芸活動の特性

　園芸活動の特性は，植物そのもの，人の行為行動，環境といったさまざまな要素（表1）が相互に関連して生まれるものであるが，大きく分けると，土を耕し植物を植えて育てる栽培という園芸本来の活動と，収穫したものを利用する周辺活動に分けられる．一般に園芸活動は栽培を指すが，作業療法で用いる場合には，その周辺活動にも目を向け，広く人と植物，

表1　植物・園芸活動の要素

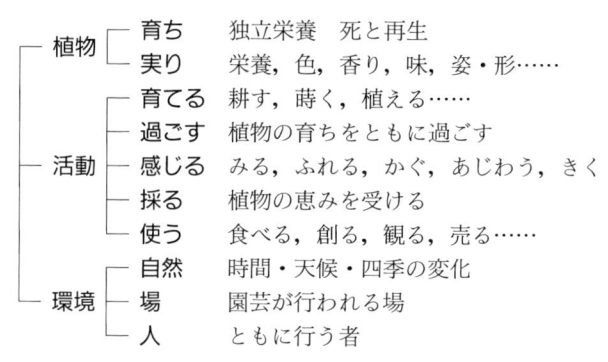

植物	育ち	独立栄養　死と再生	
	実り	栄養，色，香り，味，姿・形……	
活動	育てる	耕す，蒔く，植える……	
	過ごす	植物の育ちをともに過ごす	
	感じる	みる，ふれる，かぐ，あじわう，きく	
	採る	植物の恵みを受ける	
	使う	食べる，創る，観る，売る……	
環境	自然	時間・天候・四季の変化	
	場	園芸が行われる場	
	人	ともに行う者	

植物を育て，収穫物を生活に利用することまで含めて考えると，活用の幅が大きく広がる．

1-3-1．園芸本来の活動の特性

　土を掘り，均す作業は，道具を使う抵抗の大きい粗大な動作で，この粗大で身体エネルギーを消費する動作は，新陳代謝を増進し，心身の機能を賦活する．土を掘り起こし砕く行為・動作は，生産的な破壊作業にあたり，衝動(精神的エネルギー)が身体エネルギーに代償され適応的に発散される行為にあたる．

　種をまく，苗を植える，水をまく，草を取るといった育てる作業は，注意と集中を必要とする巧緻的な動作から比較的粗大な動作まである．身体機能の賦活とともに，精神的には，これから育つものを植え，その成長を見ながら世話をすることが，人に喜びと安らぎ，自己有用感を与える．そして，自分が育てたものを収穫するときには，何かを成し遂げた喜びと収穫する者の心に豊かな安心感を生む．

　活動は，季節の変化と日々の天候に左右されながら，四季のリズムとともに，植物の生育という時間の流れの中で行われ，季節感や時間の感覚，基本的な生活のリズムを取りもどす指標となる．土や水・空気・植物などの自然環境は，現実的な身体感覚に支えられた安心感を生む．

　さらに他のグループ活動に比べて，自然や植物という共通対象があることにより，年齢や能力の差が支障にならず，かえってお互いの役割が生かされる．その共通の実存的な対象を介した活動は，共有体験，共有感覚を通し，受容され愛他的な体験の場となる．

1-3-2．周辺活動の特性

　育てた草花を用いてリースなどを創る作業は，園芸活動とは異なるが，少し注意や集中を必要とするやや巧緻的な動きを中心とした，抵抗の少ない動作で，適度に新陳代謝を増進し，心身を賦活する．そしてその行為や結果は，自己表現を促し，自己愛を充足し，自我の

保持や拡大につながる．

また，収穫したものを調理し食べることは，消費する楽しみの中でももっとも原初的なものであり，自我を開放し，基本的な欲求(生理的欲求)を満たす行為である．

2．治療的活用

植物はそれだけでも癒しとしての効果はあるが，適切な目標と作業療法士自身の開かれた五感，共有体験を通じた働きかけがあってはじめて療法として機能する．作業療法における園芸の活用とその効用について簡単に紹介する．

2-1．療法としての背景

治療的な視点による園芸の利用は，18世紀後半〜20世紀にかけての道徳療法の興隆の中で，精神障害や知的障害がある人たちに用いられたのがはじまりである．アメリカでは，2度の大戦が契機となり，補助的療法のひとつとして1950年代に大学で園芸療法の講義がはじまった．オランダ，ベルギー，ドイツ，オーストリア，イタリアなどでは身体障害者用に配慮されたガーデニングが工夫され，各国に広がっている．

わが国においては，加藤普佐次郎らが精神障害者の処遇改善と諸機能の回復，治療関係の樹立に用いたのをはじめとし，精神病院や古くは結核療養所などではなじみの種目であり，知的障害児・者の養護教育における体験学習や作業所，授産施設などの作業種目としてももちいられてきた．作業療法士の教育がはじまった当初のテキストでは，農耕・畜産とともに仕事的作業種目として紹介されている．

2-2．活用

人は病気になると，生活のリズムが崩れ，身体のリズムが狂い，さまざまな外部刺激から身を守るために五感を閉ざす．その崩れたリズムや閉ざされた五感を，薬物で元に戻そうとしても難しい．しかし，植物というしずかな命の息づかい，色や香り，手触り，その実りの味わい，風の仕事による葉ずれの音など，植物とその環境は，病いの床で閉ざしていた人の五感を刺激し，感覚を呼び覚ます．

植物との関わりは，植物が生きる時間やさまざまな命，自然など環境との関わりでもある．そうした四季に応じた，生活に密着しながらも遊びの要素を含んだ活動が，植物の世話をすることが，生活のリズムを取りもどし，心身の機能を回復，改善，維持し，そこに生ま

れる役割と習慣が生活を支える．このしずかな命との関わりを，養生や療養生活の環境として，また育てるという積極的な行為を療養や治療の手だてとして，さまざまな目的に応じて用いることができる．

2-2-1．精神障害への活用

　安静を要する急性状態離脱後の不安定状態もしくは疲弊状態においては，目的があることはできないし，人の関わりは気持ちの負担が大きい．そんなときに花壇や植物がある庭があれば，病室で不安なまま過ごすより，歩くだけ，ベンチに座って草花を眺めるだけでよい．草花の色や香り，自然がほどよい生理的刺激となり，植物の侵襲性の少なさが人に安心感をもたらす．

　そして，少し自分から何かしてみようという気持ちが起きはじめたとき，水をやってみたり，草をぬいたり，草花の手入れをして過ごす．1日の時間のリズムと四季折々の変化の中で植物が育ち，花を咲かせ，実をつける．この緩やかな時の流れを植物とともに過ごす．現実感や現実への関心，生活リズムを取りもどし，病いへのとらわれから開放する．自分が種をまいたり苗を植えた植物を育てるという行為に，あてにされる自分が意識（有用感）される．精神的な面だけでなく，園芸は，日々の活動が少なくなり低下する身体の機能を保ち回復する上でも，心理的な負担が少なく有用である．

　ともに植物の世話をする，植物の育ちを喜び，楽しむ．日常から少し離れた生活になりやすい療養や養生の生活において，植物を通した人との関わりは，病いを越えた共有の体験として，人や社会との関係をおだやかに育て，保つ．

2-2-2．身体障害への活用

　予期せぬ病いや事故により，身体の働きに大きな不自由が生じたとき，リハビリテーションに取り組む心の準備が整うには，時間を要する．外に出て緑に囲まれて歩く，外気に触れる，それだけでも心肺機能の低下を防ぎ，うつうつとした気持ちから開放される．植物を見たり世話をする行為は，自然な身体の動きを引き出す．園芸に関する活動に少しでも興味がおきれば，それぞれの目的をもった活動に必要とされる感覚と運動の調和した働きが，訓練ということを意識することなく失った機能の改善や維持に役立つ．

　そして，元には戻らない障害をかかえた生活を余儀なくされた人たちにとって，植物を育て楽しむという活動は，身体の基本的な機能の低下を防ぐ．植物の世話は動物を育てるほど束縛されることはなく，適度な自由がありながら，定期的な世話が求められる．立ったり，座ったり，移動したり，手を使うために身体のバランスを保ったりと，園芸活動においては，人が生きていくうえで普通に必要とされるあらゆる心身の機能を使う．その結果は実りとなり，人に自信や意欲を取りもどさせる．

2-2-3. 発達障害への活用

　発達の障害には脳性麻痺のように主に身体機能面で問題がある対象と主に知的発達の面で問題がある対象があるが，発達に障害がある子どもたちは，学校や家庭生活，人との関わりなど通常なら経験されるであろうことが，障害があることによって不充分になる．また治療や訓練で，学校生活という基本的に集団生活で学ぶ機会を失うということになると，そのことが大きなコンプレックスにもなる．通常の教育課程から少し離れた特殊な環境での勉学や，入院生活などがそうした二次的な問題の原因になりやすい．

　今ある障害の軽減ということも大切であるが，普通に「育つ」ということが重要な課題である子どもたちにとっては，活動することが生活そのものであり，リハビリテーションになることが望ましい．園芸活動のよさは，そうした具体的な生活に関連するものや遊び・運動など，児童の発達にとって生活の中心となるものが多く含まれていることである．

　自分たちが育てたものを食べてみる，だれかにあげることで，「おいしいね」「ありがとう」「おいしかったよ」「きれいだね」といった人との関わりが増える．育てるということを身をもって学び，さまざま活動を通して多くの人や社会との関わりをもち，活動することが楽しく生きがいになること，子どもたちにはそれが必要であり，大切である．

　心身に障害がある子どもたちに対しては，基本的な生活リズム，情緒的な発達や感覚運動機能の発達の促進，基本的な社会習慣を身につける，ともに役割をもって行動する社会的発達，といったことが共通の目標となる．

2-2-4. 老年期障害への活用

　老年期の障害は，生理的に衰える身体と脳の機能，必ず訪れる死の予測とさまざまな喪失体験を伴うことが特徴である．人にとってもっとも辛く寂しいのは，生きてきた証の喪失，あてにされる自分がなくなっていく役割の喪失だという．入院すると急に機能が落ちる人がいるが，それは，なじんだ環境を失う環境の喪失の影響である．老いの身にとっては，ましてや少し認知機能が低下してきた者にとっては，なじみのあるものを失うということは，いっそう機能の低下を招くことなる．

　意識も意欲もしっかりしているときには，リハビリテーショントレーニングも有用であるが，そうしたトレーニングがつらくなったり，充分な認知ができなくなることがある．心身の諸機能が低下した者は，安心感やなじみがあるもの，自分の安全を保障してくれるようなものに感覚的に反応する．

　起きあがり，立ち，衣服を着替え，植物が植えてある場に移動する．土にさわり，種をまいたり苗を植え，水をまいたり草をぬいたり，できた作物を鑑賞したり収穫して食べたり，と園芸活動に伴うさまざまな行為や動作は，新陳代謝を促し，感覚，知覚，認知，運動，心身の基本的な諸機能すべてを賦活する．植物は，色や臭い，触れたときの感じ，その実りの

味わいなど，見たり触れるだけで人の五感を刺激し，感覚を呼び覚ます．植物が育つ季節に合わせて，寒いとか暑いとかを自然に感じながら，四季の移り変わりを身体で受け止めている．四季の移り変わりと，植物のおだやかな生命のリズムは，季節感や時間の感覚，基本的な生活のリズムを取りもどす指標となり，人や場所や時間などの見当識能力の低下を防ぐ．

2-3．効用

園芸活動は，生産から消費まで人の生活に関連するほぼすべてにわたる内容を含んでいるため，さまざまな効用がある．活用の仕方によっても異なるが，作業療法における活用でみられる効用を，大きく心身の基本的能力，日常生活活動における応用的能力，社会的適応能力という流れに沿ってまとめると**表2**のようになる．**表2**は，より基本的な能力の改善から応用的能力，社会的能力へと大きく段階づけて示してある．

2-4．工夫，応用

把持機能に低下がある場合は，道具の持ち手を軽くて弾力のあるホームラバーなどでくるんだり，マジックテープやストラップで固定する，少し力のいる道具であれば，補助具で前腕に固定するなど，通常作業療法で用いられる工夫をするとよい．

高齢や身体障害などにより地面での作業に負担が大きい場合には，レイズドベッド(図1)やコンテナ(図2)，ハンギングバスケット(図3)などの工夫がなされるとよい．ポットや苗床で種をまいて育てたり，挿し芽や挿し木など，比較的軽い作業や室内でできるものを用い

表2 園芸活動の効用

基本的能力	新陳代謝・自律神経系・感覚の賦活・促進
	季節感や時間感覚・現実感・現実への関心の回復
	感覚運動機能や認知機能の維持・回復・発達
	注意・集中力の維持・回復
	情緒的な発達
	興味・関心・意欲の促し
応用的能力	基本的な生活リズムの維持・回復
	理解力・判断力の維持・回復
	気分の転換・発散
	共通体験・共有感覚によって受容される体験
社会的適応能力	育てるということを通した達成感・自己有用感の体験
	役割行為による基本的な社会習慣の習得・愛他的体験
	作業習慣などワークパーソナリティの育成

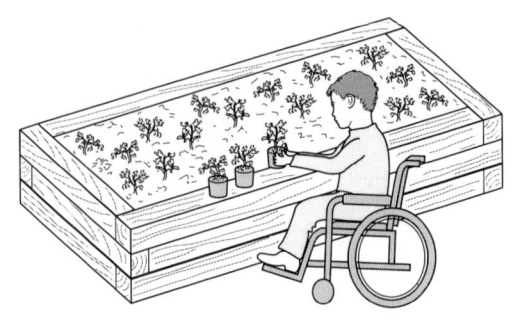

図1　レイズドベッド

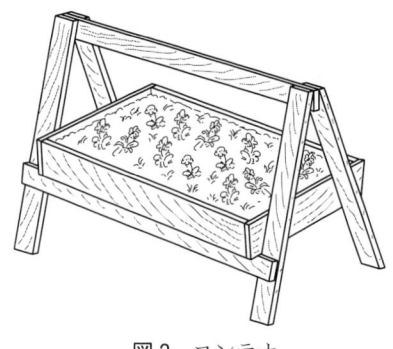

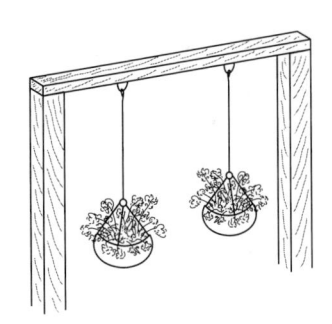

図2　コンテナ　　　　　　図3　ハンギングバスケット

ることもできる．畑や花壇がない場合には，鉢植えやプランター，水耕栽培などを利用すれば，場所を選ばない．高齢者などは，毎回園芸作業をしなくても，自分が植えた草花や野菜の育ち具合を見に出掛けることが，離床や外気浴，現実生活への関心，他者との交流，生活のリズムなど生活の基本機能の維持や改善になる．

　入院期間と植物の生育が合わないこともあるが，そうした場合には，自分の病室や退院時に持ち帰って飾ったり，育てたりできるように，持ち運びができるポットなどに寄せ植えをするなど，生育期間にとらわれない活動もできる．寄せ植えであれば，作業台を兼ねたワゴンに用具をそろえて運べば，そのまま病室や作業療法室でも活動は可能である．

　いずれにしても独立栄養をいとなむ植物，その育ちや育つ環境と人の関わりを広い視野で捉えなおして工夫し，利用することが大切である．

引用文献
山根　寛：作業療法と園芸―現象学的作業分析―．作業療法 14：17-23，1995．

参考文献
グロッセ世津子：園芸療法―植物とのふれあいで心身をいやす．日本地域社会研究所，1994．

曾野綾子：緑の指―ガーデニングの愉しみ．PHP 研究所，2002．
武川満夫，武川政江：園芸療法．源草社，2000．
Rothert G(園芸療法研修会・監訳)：バリアフリーガーデニング．筒井書房，2002．

(山根　寛)

14 音楽活動

　人は胎内にいるときからすでに，母親の心臓の鼓動を聞き，感じて広義の音楽環境の中に身を置いている．また，遠く離れた人と人との合図として声を用いたり，何かをたたきコミュニケーションをとることにはじまる音楽の起源は，人類の起源と同じ原始時代にさかのぼるということもできる．このように音楽は人間にとってかけがえのないものとして，様式を変えながら時代や地域を越えて影響を与え続けるものであろう．

　音楽が人間に及ぼす影響としての歴史上の記述をみると，音を構成する2音間の振動数の比を発見し，それが比類ない調和の関係にあることを見出したピタゴラス（紀元前6世紀頃），カタルシスという概念を残したアリストテレス（紀元前4世紀），旧約聖書のサムエル記のイスラエル王サウルとハープ弾きのダビデの話など，音楽は人間の心身の調和に影響を及ぼしたとある．音楽を聴き，歌を歌い，楽器を演奏し，作曲をして楽しむことは，生命維持と直接結びついた活動ではないが，人間の特に精神生活の質の向上に寄与してきた．

1. 音楽活動の一般的特性

　音楽活動とは，作曲から演奏，そして鑑賞という一連の芸術活動であるが，それぞれが独立した芸術活動でもあると捉えることができる．しかし絵画，彫刻，陶芸，文学などの芸術活動と違うところがいくつかあげられる．1つはシンガーソングライターは別として，作品が作曲者の作ったまま鑑賞者に伝えられるのではなく，楽譜として残された作品は演奏者の手を介して鑑賞者に伝えられることである．また，作品を鑑賞者に伝える演奏者にも，作曲者が残した作品をどう解釈しどのように表現するかの創造性が委ねられており，鑑賞者はそうして再現された楽曲を享受することになる．したがって鑑賞者には，シンガーソングライターの楽曲を鑑賞する以外は作品と演奏者の2段階の選択が与えられていることになる．これらのことを踏まえここでは，作曲または演奏という能動的活動と，聞く音楽鑑賞という受動的活動の2つに分類することとする．実際には演奏を楽しむといっても鼻歌を歌うことやカラオケを楽しむことから，熟練した高度な技術をもって演奏することまでがあり，鑑賞といっても室内でCDを聴くことからコンサートを聴きにいくことまでを含み，その楽しみ方

の幅は広い．ここでは作業療法の音楽活動として利用できる方法としての特性を紹介する．対象者に合わせた音楽の提供方法，治療用に開発された楽器などの詳細については，音楽療法関係の本の出版が盛んで，簡便に入手できるのでそれらを参照することをお勧めする．

1-1．音楽活動について

先に述べたように音楽活動には，能動的活動と受動的活動に分類することができるが，ここでは作業療法の作業活動のひとつとしての音楽活動という側面から，歌唱，楽器演奏，動き，鑑賞という4つの活動に分類して説明をしていく．

それぞれの活動の対象は，発達障害，身体障害，精神障害，高齢者と作業療法が対象とする全領域にわたり，その目的も認知機能の向上，身体機能の維持・改善，精神機能の維持・向上と応用範囲も広い．

活動内容の歌うこと，楽器演奏，動き，鑑賞は技術を必要としないやり方から，専門的な知識や技術を必要とするものまであり，作業療法士としては，手に負えないものと諦めてしまっている人もいることと思う．誰もが身につけている義務教育までの音楽の知識と技術で可能な音楽の利用方法を紹介していく．

1-2．場所と材料

1-2-1．場所と設備

①歌唱：オープングループであれば，デイルームやホールのようなオープンスペース．少人数のクローズドグループであれば，参加人数に見合った部屋．椅子，カラオケ装置，ラジカセなどの音響装置．

②楽器演奏：参加人数に見合った部屋．椅子，楽譜立て，ラジカセなどの音響装置．

③動き：参加者が動きを楽しめる広めのスペース．ラジカセなどの音響装置．

④鑑賞：参加人数に見合った部屋．座り心地のよい椅子またはソファ，ラジカセなどの音響装置．

1-2-2．材料

①歌唱：歌の楽譜，カラオケCD，ミュージックデータ（インターネットで買える）など．

②楽器演奏：合奏の楽譜，ラテン音楽，民俗音楽，日本民謡などのCDなど．

③動き：ダンス音楽，日本民謡，その他動きを誘導するための音楽CDなど．

④鑑賞：楽曲の基本情報の記述してある本（例；作曲者について，作曲年月日，作曲された背景，作曲時の時代背景，演奏者について，楽曲の演奏形態，入手方法など）．

1-2-3. 道具

①歌唱：伴奏にはピアノ，キーボード，ギター，オートハープ，電子コードプレーヤー，カラオケ装置，ミュージックデータプレーヤー(図1)．

②楽器演奏：メロディ楽器を中心に演奏を展開するなら，ピアノ，キーボード，ギターなどにラテン打楽器，民族打楽器，手作り打楽器(図2)など．また，ラテン音楽，民俗音楽，日本民謡などのCDにあわせてリズムバンドを楽しむ目的であれば，それらのCDなど．

③動き：必要に応じて動きを誘導するようなパラシュートスカーフ，スカーフ，ゴムの輪，扇，お面などの小道具．

④鑑賞：参加者の聴きたい楽曲のCD，MD，カセットテープなど．

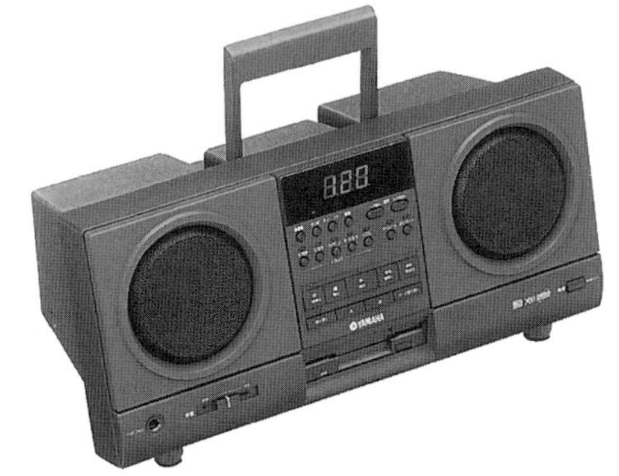

図1

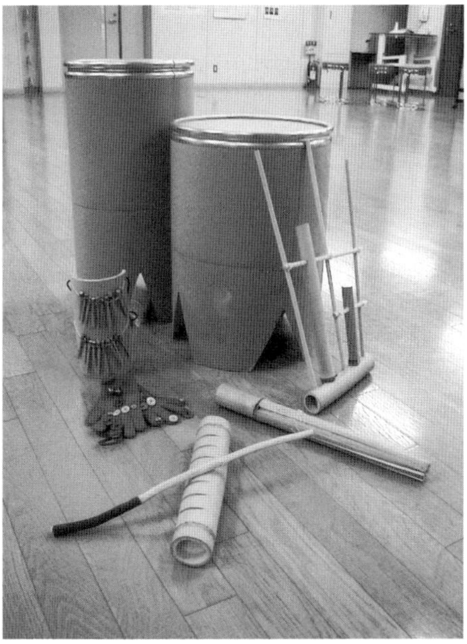

図2

1-3. 音楽活動の特性

　音楽活動の特性は，先にも述べたように作曲，演奏，鑑賞という一連の活動であると同時に，それぞれが独立した活動でもあることである．義務教育までの音楽の知識と技術をもって作業療法で用いる場合には，能動的活動としての歌唱活動，楽器演奏活動，動きを用いた活動と，受動的活動としての鑑賞活動について詳細に述べてみる．

1-3-1. 歌唱活動の特性

　上手下手は別として，人は無意識に心で歌を歌っていることがあったり，お風呂で湯につかりながら鼻歌を歌ったり，嬉しいことがあったとき，思わず好みの歌を口ずさんでいることがある．これらは発散，気分の転導と自己表現活動である．小学生，中学生時代に経験したように，合唱活動は社会性，協調性を養う．また歌は世につれ世は歌につれといわれるように，歌には回想作用がある．本格的に声楽を勉強して1年目に肺活量を測ったところ，以前より1000 cc 増加した経験から，心肺機能の維持向上をもたらすといえる．数の概念，色の概念，ものの名前などを歌にのせて，認知機能の発達に利用することもできる．

1-3-2. 楽器演奏活動の特性

　楽器演奏活動でも，ここでは熟練を必要としない簡易打楽器と呼ばれる，振ったり叩いたりすれば音の出るものを用いた活動での特性を述べる．楽器演奏活動は，コミュニケーションの媒体として楽器を用いることから，非言語的コミュニケーションの展開をはじめ社会性や協調性を促すことができる．楽器操作に必要な関節可動域，筋力を考慮することは，身体機能の維持・向上に利用することができる．手作り楽器を作ること，数，色や楽器の名前を用いて創造活動，認知機能の発達を促す場ともなる．

1-3-3. 動きを用いた活動の特性

　人は音楽を聴いていると知らず知らずに体の一部を動かしていたり，フォークダンスや盆踊りなどの楽曲が流れていると自然にその曲の振り付けをイメージしたり四肢の一部分を動かしている．音楽には，精神を賦活し，身体運動を誘発する特性がある．音楽にあわせ体を動かすための小道具を製作することは，目的的創作活動の機会を与える．

1-3-4. 鑑賞活動の特性

　ピタゴラスやアリストテレスの時代から，音楽には人間の心身に良い影響を及ぼすといわれており，近年それを科学的に証明しようとする試みも盛んになされている．これらのことから鑑賞は，用い方によって心身を覚醒あるいは沈静させる．また音楽は，人間個々人の思い出と深く結びついていたり，楽曲が生まれた時代背景を反映したりするため，回想を導く．

2. 治療的活用

　我々の日常生活上音楽は，どこにでも存在し，それぞれの目的に応じて効果的な利用が試みられている．しかし作業療法における音楽活動として機能させるためには，その効用を正しく理解し，活用させていかなければならない．

2-1. 療法としての背景

　音楽の効用は古くから知られていたとおりであるが，音楽療法として心身に障害のある人たちに対して用いられはじめたのは，20世紀になってからであろう．アメリカでは第一次，第二次世界大戦後の傷病兵への慰問演奏に端を発し，1950年に大学教育として教育学部，音楽学部などに音楽療法学科が設立され，正式な学部教育が開始された．ヨーロッパでは，ドイツ，イギリスを中心に音楽大学卒業者に対する専門学校教育として専門家が育てられている．

　我が国においては，養護学校の音楽の教諭，音楽心理学分野の方などが音楽教育として経験的に実践されていた．1967年，イギリス音楽療法協会創始者，J. アルバン（Alvin）女史の来日により，音楽療法という分野が注目されるようになった．その後2001年，日本音楽療法学会が設立され，実践，教育，研究がはじめられた．作業療法士教育の中では，レクリエーション，基礎作業学の中に組み込まれて，音楽活動が紹介されていることが多い．

2-2. 対象に応じた音楽活動の活用

2-2-1. 精神障害への活用

　受動的活動である音楽鑑賞活動は，対象者が聞きたい曲を望むなら急性期にも，反対に慢性期の発動性の低下した時期にも，その音楽を共有し共感することで安心した時空間をもたらす．

　能動的活動である歌唱，楽器演奏，動きの活動は，対象者の状態に応じ，好みを考慮して，リラクセーション，気分の転導，発散，コミュニケーション技術の拡大，自発性の向上，心肺機能の維持・向上，身体機能の維持・向上などの目的で，活用される．

　これらの活動は，他の芸術活動とは違いテープレコーダーやビデオにでも記録しない限り，時間とともに消えてしまい，作品が後に残ることはない．このことは活動場面でどんな表現をしようともその場に居合わせた当事者同士のみのもので，まったく自由で安心した場を提供できる．

2-2-2. 身体障害への活用

受動的な活動の音楽鑑賞活動は，突然の病気や事故により身体に障害を受けた急性期の対象者へも，死を前にした終末期医療の中にある対象者へも，要望があれば生演奏や音響再生装置による演奏などの方法で楽曲を提供することで，否定的な感情から開放され，心静かな時間をすごし，希望へ向かう気持ちを抱く助けとなる．

能動的活動としての歌唱，楽器演奏，動きの活動は，対象者の障害部位に対して，主に身体機能の維持・向上，心肺機能の維持・向上を目的に活用される．このとき必要に応じて，握りを大きくする，マジックベルトを用いるなどの自助具の工夫をする．

2-2-3. 発達障害への活用

大きく身体機能の障害と知的機能の障害とに分けられるが，対象者は人間発達の段階にあるということから，発達障害に対する音楽活動は，できるだけ正常発達に近づけるために活用されることが望まれる．受動的活動の音楽鑑賞活動は，リラクセーション，注意集中力の促進などの目的で活用されよう．能動的活動の歌唱，楽器演奏，動きの活動は，発声・言語発達の向上，コミュニケーション能力の向上，協調性・社会性の向上，認知機能の向上，身体・バランス機能の向上を目的として活用することができる．

2-2-4. 高齢障害者への活用

人間の発達は，死のときまでを指すという考え方もあるが，何も病気をしていない人の加齢による発達とは，残念ながら身体的にも精神的にも衰えを意味し，身近に迫ってくる死への準備を意識することとなる．身体的あるいは精神的障害があるなしにかかわらず，これらの対象者に対して，受動的音楽活動の音楽鑑賞活動は，特に人生の振り返りに活用される．能動的音楽活動の歌唱，楽器演奏，動きの活動は，回想を促すことや，見当識能力の維持，発声機能の維持・向上，言語的・非言語的コミュニケーションの場の提供，身体・バランス機能の維持・向上などの目的に活用することができる．

2-3. 音楽活動の活用における留意点

音楽活動の活用にあたって，決して忘れてはならないのが，対象者の音楽に対する好みの問題である．高齢化が進んでいる我が国の介護老人保健施設や特別養護老人ホームなどでは，一度に20～50人をまとめてケアできることから音楽活動が盛んになっているが，心身の活性化に良いからと，対象者が好むと好まざるとにかかわらず音楽活動に参加させられているという話をしばしば耳にする．音楽が嫌いな対象者にとって音楽活動に参加させられることは，苦痛以外のなにものでもない．また音楽が好きだと参加した対象者に対しても，そ

の人の好み，興味のあるジャンル，生まれ育った環境などを十分配慮して音楽を提供する必要がある．こうした細心の注意を払ってはじめて活用の意義が生まれるのである．

引用文献

山崎郁子：精神病院における音楽療法の実際．理学療法と作業療法 21：444-448, 1987.
山崎郁子：老人の音楽療法．作業療法ジャーナル 26：700-703, 1992.
山崎郁子：よく使われるレクリエーション活動・音楽．作業療法ジャーナル 28：896-905, 1994.
山崎郁子：音楽活動と作業療法．作業療法ジャーナル 31：1025-1029, 1992.
山崎郁子，安岡利一，小沢健一：前頭葉損傷患者に対する音楽活動を用いた作業療法．日本芸術療法学会誌 31：47-51, 2000.
山崎郁子，山田 亨，澤田雄二：指尖部皮膚表面温度の寒冷負荷試験における音楽聴取の効果．医学・生物学サーモロジー 20：96-102, 2000.

参考文献

村井靖児：音楽療法の基礎．音楽之友社，1995.
若尾 裕，岡崎香奈：音楽療法のための即興演奏ハンドブック．音楽之友社，1996.
Alvin J（櫻林 仁，貫 行子・訳）：音楽療法．音楽之友社，1969.
Davis WB, Gfeller KE, Thaut MH（栗林文雄・訳）：音楽療法入門 上・下．一麦出版社，1997, 1998.

〔山崎 郁子〕

15 散歩・外出

1. 散歩・外出の一般的特性

1-1. 散歩・外出について

　散歩は「あてもなくぶらぶらすること，散策」であり，外出は「外に出ること，他所に出かけること」である．散歩も外出も，家などから外に出るという共通した意味をもっているが，散歩は，積極的に何かをするという目的の意味を含んで使用されることはない．これに対して，外出は，家などから外に出る，他の場所に行って何かをするというような，何らかの目的の意味を含んで使用される．

　ここでは散歩と関連性をもつものとして，歩くことで体力の強化をするという積極的な目的性をもったものや，外出において，買い物をする，どこかで誰かに会う，会合に参加するなどの特定の目的をもっているものは除外する．

　散歩・外出という言葉から連想されるのは，犬の散歩，時間的・心理的に余裕のあるときの散歩，病気を患った回復の時期の散歩，作家など芸術家の散歩などである．毎朝，外に出たときの空気の気配や風の様子，犬が導くのか犬を導くのか判別がつかないようなゆったりした歩行，ふっと視線を向けると芽吹いていたり葉の色が変化している樹木，気温によって異なる川の魚の動き，昨日の朝には気づかなかった家の冬囲いなどを漠然と感じながら，身体が目覚めるリズムのような感じを小さな波に似た感覚で感じている．余裕があるときの散歩は，周辺の町や自然の様子を感じたり，生活などに関する過去・現在・未来に思いを寄せ，これまで思いつかなかったことにふっと気づいたりする．また，病気の後の散歩は，自分自身に合ったペースで行うことが現実的な日常生活への掛け橋として機能していると考えられ，芸術家の散歩は，日常性の枠が少し緩んだ非日常的な時間・空間の中で，新たな作品が創作される．

1-2. 場所，材料，用具，管理

　散歩・外出は，人間にとってもっとも基本的な行為である"歩行"ができれば実施可能な作業である．

"歩行"に必要なエネルギー量を示すために，さまざまな日常生活作業に必要なエネルギー代謝率(RMR)と，運動の強度別による1日の消費カロリーを表1と表2に示した．中村は，移動，特に歩行が，中枢神経系の協調的な作用と全身の筋・骨格系の共同的な働きによって行われていると述べており，歩行という全身的運動に必要なエネルギー代謝率は，歩行スピードによっても異なるが，1.0前後になるのではないかと推測される．表1によれば，ゆっくりした歩行のエネルギー代謝率は，アイロンかけと同程度であるが，リズム性と全身的な神経・筋・骨格系の働きに違いがある．

1人で行う場合には，地誌的な認知が必要であるが，他の人の付き添いなどの支援があれば必ずしも必要ではない．感覚刺激としては，歩行による下肢からおよび外界のさまざまな事物からの感覚刺激が受身的に，ときおり外界の特定のものに注意を向けたときや，他の参加者と会話を行うときには視覚・聴覚・触覚などが能動的に入力される．必要な道具は，基本的には特別なものは必要ではなく，歩きやすい履物と適当な服装，いざというときのための小銭かあるいは携帯電話，季節によっては日除けのための帽子があればよい．

適用の年齢は，若年者からかなりの高齢者まで，実施者の歩行状態や体力，コース・時間，スピードの調節，休憩をとるかどうかなどにより，幅広く実施することができる．

必要な物理的環境も非常に幅広く，自然が豊富に存在するような場所から都会のような場

表1　日常生活作業のエネルギー代謝率(RMR)

作　業	RMR	作　業	RMR
読　書	0.1	掃き掃除	2.5～3.0
裁　縫	0.3	掃除(棒ぞうきん)	3.5
身支度	0.4	ふとん上げ	4.3
食　事	0.4	ふとん敷き	5.3
電気ミシン	0.6	歩行(60 m/min)	1.8
入浴	0.7	歩行(80 m/min)	2.8
アイロンかけ	0.9	歩行(100 m/min)	4.7
タイプライター	1.4	子どもを抱く	0.4
炊　事	1.5	子どもを抱いて歩く	2.1
洗　濯	1.4～1.5		

表2　運動の強度別による1日の消費カロリー

運動の強度	エネルギー代謝率(RMR)	1日の消費カロリー(kcal)	
		男	女
軽い運動	0～1.0	2,200	1,800
普通の運動	1.0～2.0	2,500	2,000
やや強い運動	2.0～4.0	3,000	2,400
強い運動	4.0～	3,500～	2,800～

所でも可能である．ただし，周りからのさまざまな刺激が，対象者に対して悪影響を及ぼさないかどうかについての配慮は必要である．その範囲についても非常に幅広く，たとえば病院の廊下から中庭，病院の周り，近くの公園，乗物を使って出掛けるなどまで考えられる．

工程についても多様性があり，時と場合によってかなり異なる．たとえば，病棟などの何人かで行う場合には，天候を確認した後声かけを行い，大まかなコースを決めて出発する．詳細のルートは，可能であればそのつど相談して決め，時間や参加者の様子を見計らって帰路につく．また，個別作業療法のときに「庭に咲いている桜を見に行ってみようか」というような声かけでの小散歩・外出のような場合には，もっと手軽に実施することが可能である．

参加する人数は 1 人からせいぜい数人が適当だと考えられ，対人的なコミュニケーションは，開始と終了時，適宜選択するコース決めのときに最小限度必要である．散歩・外出の途中では，基本的にはほとんど必要はなく参加者個々の自由であり，集団のまとまりとしてはかなりルーズだと考えられる．また，スタッフの管理的な姿勢が表面に出ないようにすることや，特に治療・援助者が対象者と 2 人で実施する場合の男女の組み合わせには配慮する必要がある．実施中は深刻な話題は避け，雑談や外界のさまざまな事物や季節に関して話すようにすることが大切であろう．

1-3．散歩・外出の特性

冨岡は「散歩」について，遊びの特徴を含んでいることを述べ，"安楽さに価値をおく" "消極的" "生物的" "緊張感の低い" 遊びと考えられることや，最小限の能動性と受身性という特徴をもっていることにも触れている．ホイジンガがあげている「遊び」の特徴は，①自由な行動であり本来的に無目的である，②日常生活から踏み出して独自の性格をもった活動の仮構の世界に入るのであり，必要や欲求の直接的満足を求める生活過程の圏外にある，③日常生活から場所と継続時間によって区別され，このことと関連して繰り返される特徴をもっている，④固有の秩序をつくり，リズムとハーモニーをもち，さまざまな美的要素を含んでいる，の 4 点である．

山根は，作業や作業活動を「ひととくらし」の視点から分類し，ひとのくらしが「日常生活」（いきる・くらす），「仕事」（はたらく・うむ），「遊び・余暇」（遊ぶ・つくる・楽しむ），「社会生活」（つながる・ひろがる），「休養・熟成」（やすむ）から構成されていることを示している．散歩・外出という作業は，この分類によれば，「遊び・余暇」の中の「原初的遊び」と「休養・熟成」の両方を含んだものであるといえる．また，「活動」と「休養・熟成」を対比的に考えたときには，両者の中間領域に位置づけられるかもしれない（表 3）．

鷲田は，作業遂行理論に基づいて，作業を「日常生活作業」（個体の生存に必要な作業），

表3 一般的作業分析の例（自然が豊富な環境の中にある施設周辺での数人の散歩・外出の例）

項　目	内　容	
基礎項目	必要な道具，材料	特に必要なものはない
	所要時間，回数	自由に段階づけが可能
	対象年代，性	年齢，性別は問わない
	費　用	特に必要ではない
環　境	作業環境	場所の環境で決定．静かな環境が好ましい 樹木・草花・鳥の声など
工　程	工程数	2〜3
	工程の内容	①準備（声かけ，コース決め） ②散歩・外出中 ③終了時（感想などの雑談，あるいは自然解散）
運動機能	運動の粗大度，巧緻度	基本的には粗大
	運動の部位	主として下肢，全身
	運動の早さ	基本的には固有の速さ，ゆっくりした運動
	運動に伴う抵抗	坂や道路状況などで決定．選択コースにより段階づけは可能
	リズムの有無と繰り返し動作の量と内容	歩行によるリズムと繰り返し
	運動の対称性	歩行運動の左右非対称性
	主動関節と可動範囲	主に股・膝・足関節，可動範囲は広くなくてもよい
	主動筋群，筋作用，筋力	主には下肢筋群だが全身の筋群
感覚・知覚・認知	主入力感覚，必要な感覚	視覚，聴覚，触覚，下肢からの固有感覚
	必要な知覚・認知	地誌的な認知
	注意，集中，持続	周囲の事物等に対する注意，必要な注意集中や持続は幅広く適用可能
	理解，判断，新たな学習	特に問わない
	計画性	特に問わない
作業活動・作品		実施中の自然な歩行や行動に本人のあり方が表現される
交流・コミュニケーション	対人交流の特性	基本的には個人的，個人の自由
	必要なコミュニケーションと形態	基本的には不要
リスク	身体的リスクの可能性	歩行中の外傷など
	心理的リスクの可能性	視聴覚刺激の影響，広い場に対する反応

「仕事」(社会的に必要な義務的作業)，「余暇活動」(自由な時間における作業)の3つの領域に分類している．この分類によれば，散歩・外出という作業は「余暇活動」の中に含まれ，「移動」「休養」「趣味・娯楽」「子どもの遊び」を含んだものであるといえる．

湯浅は，統合失調症の対象者に対する治療とリハビリテーションに関して，遊びの意義についての再評価とその活用を考察する中で，さまざまな遊び活動の分類を試みている．その分類とは，「競争」と「運」を「脱所属(平等)」，「模擬」と「眩暈」を「脱自我(自由)」としてひとつの軸としている．また，「空想と遊び(自閉性)」「ものとの遊び」「人との遊び(社会性)」の区別を他のひとつの軸としている．さらに，「遊戯」と「競技」の間に，「騒ぎ(フィーバー)」と「決まり(ルール)」の軸を設け，自由・非日常性と，不自由・日常と通ずることに触れている．この分類の中では，散歩・外出という作業は，「自由」「人との遊び」「騒ぎと決まりの中間」として位置づけられるものといえる．

これまで述べたことをまとめると，散歩・外出という作業は次のような特性や意味をもっていると考えられる．

①歩行という基本的な行為ができれば実施可能である．
②最小限の能動性と受身性をもっている．
③年齢，環境，工程などにかなり幅広い多様性を有している．
④基本的には個人的な色彩が濃く，グループで実施する場合でも緩やかな集団特性を有する．
⑤休養を含む遊びの特徴をもち，日常性と非日常性の中間領域に位置する．

2. 治療的活用

2-1. 療法としての背景

日本の精神病院でのはたらきかけとして積極的に利用されるようになったのは，昭和20年代後半である．筆者の経験でも，入院している対象者が1人で個人的に気の向いたときブラブラすることや，病棟職員が病棟内の対象者と一緒に病院の周りをブラブラするのはよく見かける光景であった．これらは，生活空間が限定されたり運動不足になりがちな入院している対象者が，穏やかで全身的な身体運動あるいは気晴らし的な目的のために行ってきたことであろう．以前は，多くの対象者が列になって参加している光景が見られることが多かったが，最近では，職員が一緒の場合でも，2人あるいは数人の少人数で行うようになったと思われる．

2-2. 活用・効用

　さまざまな病院や施設での関わりとしての散歩・外出という作業は，さまざまな障害をもつ対象者に対して，多様な形態で行われてきた．人間の基本的な行為である"歩行"ができれば実施可能であり，特別な道具や技能を必要とせず，天候や対象者の状況に応じて手近な庭から少し遠出をして街中まで，若い方から高齢者，ひとりから数人，短時間からかなりの長時間まで，多種多様に実施が可能である．

　また，精神病院においては，さまざまな回復段階，閉鎖病棟から開放病棟までの幅広い対象者に対して，適切な配慮をしながら手軽に実施しているし，対象者自身がひとりで行うこともある作業であるが，治療・援助あるいは関わりのために必ずしもそれと意識してはいなかった側面があるようにも感じられる．

　しかしながら，上述した本作業のもつ特性や意味を考慮すると，その特徴を失うことがないように配慮しつつ，治療・援助のための作業種目としてより積極的に活用する必要がある．

2-2-1. リズム性の活用・効用

　鈴木はその著書の中で，人間(生体)がホメオスタシスを保ちながらさまざまなリズムを示して活動していること，自律神経系を含む多くがリズムに支配されていると述べ，その代表的なものとして睡眠覚醒リズム，摂食行動リズム，精神機能リズム，体温，性周期などをあげている．中里は，身体感覚とリズムについて述べた著書の中で，身体感覚がリズムと密接に結びついており，人間の生の根幹と深く関わっていると述べている．また，中村は，歩行移動動作の研究が運動・動作の研究で取り上げられる理由の中で，歩行がもっている特性について触れている．それは，①歩行はもっとも高度に自動化した運動であり，細部にわたるまで決定した一定のパターンが反復・連続したものによって構成されている，②全身の筋・骨格系の共同的な働きによって行われ，中枢神経系が協調的に作用している，③パターンは個体差がほとんどなく，非常に安定したもので，その機能は充分に構造の中に取り込まれているとみなされる，などである．このことは，人間が精神・身体的に適応的な生活を営むためには，一定の生体リズムの中で生きる必要があり，この生体リズムは精神か身体か明確に区別できない根源的な生と結び付いているということであろう．そして，歩行運動は，生体リズムと関連性がある，一定のリズムをもった原初的で構造化された活動であるといえる．

　以上のようなことから，天候やそのときの体調や気分を考慮しながら，本作業を生活の中に組み入れるような，無理のない，かつ積極的な活用を心がける必要があるかもしれない．

2-2-2. 非活動的な側面の活用・効用

臨床的には，多くの対象者が天候のよいときに，個人で病院の周囲に散歩をするのを見かける．この作業がもっている個人的色彩の濃さと，対象者の隠れた活動を見守る必要があるという，治療・援助の基本的な姿勢が大切である．この点に関して，湯浅は統合失調症，とりわけ長期在院者に対するリハビリテーションに関して，「休む」「遊ぶ」「閉じる」などの治療者の目につきにくい，裏の生活活動を重視する必要性についても触れている．

このような意味から，特に長期間入院生活を送っている対象者に対しては，「目的をもって作業を行っている」ように見えない本作業を，余裕のある視点から大切に扱う必要がある．

2-2-3. 統合失調症者の回復過程などからみた活用・効用

統合失調症の対象者の亜急性期から回復期前期の時期で，生活リズムの回復や現実への移行の準備あるいは身体感覚の回復のために，散歩・外出という作業を治療的に使用することが可能であろう．外界からのさまざまな刺激があまり入らない場所を選択する必要はあるかもしれないが，本作業がもっている最小限の能動性と非日常性，生体リズムを活性化する可能性から歩行運動と陽の光などが，季節の変化などの自然や外界に対する現実感覚と，自己に対するしっかりした感じをもつのに役立つかもしれない．具体的な活動を行うことにエネルギーを向けることができにくい，あるいは治療・援助者との関係が安定していない対象者に対して，最小限の能動性とときおり短時間注意を向けることや，ともに季節感や自然を感じる機会をもつことで，具体的な活動を行うことや治療・援助者—対象者の関係を安定化する可能性が考えられる．

長期間閉鎖的な空間で自閉的な生活を送っている対象者は，生活空間が限られることで不安定になったり，現実的な生活感覚が減退していることが考えられる．このような対象者に対しては，その程度に応じて，病院内から外を眺めるところからはじめ，病院の中庭，病院の周りへなど，生活範囲を拡大することが可能であり，閉鎖的な空間に対する反応に対してはその解消が図られ，外界のさまざまな自然などからの刺激によって少しずつ現実感覚の回復を図ることが期待できる．

身体的な衰えが見られる対象者に対しては，歩行訓練という意味が前面に出ない範囲での注意をする必要はあるが，外の光と風を感じながらあるいは周りの木々や花に注意を向けながらの歩行は，あまり意識することなく体力の向上を穏やかに図ることが可能となる．

2-3. 工夫・応用

　本作業を臨床的に使用するときには，工程や内容において多様性をもっている，明確な枠をもっておらず漠然としている，相矛盾するような意味を含んでいるなどの特徴を考慮して，手軽に実施することができるように見えるだけに，対象者の状態や実施目的などに細心の注意を払う必要がある．

　冨岡は，意図的・人工的な場面設定をすることに注意を払う必要性に触れながら，散歩中に収集した材料を利用して作品に仕上げる，即興的にゲーム的要素を取り入れる，ウォークラリーのように散歩そのものをゲーム化するなど，積極的な遊び性をもたせることがマンネリ化防止などに効果的であると述べている．このような遊び性をもたせることは，本作業が本来もっている"遊び"の特徴をより引き出してくれる一面をもっている．

　グループで行うとき，特に暑い季節には，飲み物を用意して木陰などを利用して休むこともよいし，高台や自然が豊富な所では，双眼鏡で景色を楽しむこともできる．また，個別作業療法を行っている何人かの希望する対象者が，短時間の緩やかなグループを形成するように実施するようなときにも活用できる．

引用文献

鈴木二郎：心身のリズム(飯田　真，他・編：精神の科学4(精神と身体))．岩波書店，1983．
冨岡詔子：散歩(日本作業療法士協会・編著：作業―その治療的応用)．協同医書出版社，pp. 176-179，1985．
中里　均：身体感覚とリズム(飯田　真，他・編：精神の科学4(精神と身体))．岩波書店，1983．
中村隆一：基礎運動学，第4版．医歯薬出版，1997．
日本作業療法士協会・監修：基礎作業学(作業療法学全書2)．協同医書出版社，1990．
山根　寛，他：ひとと作業・作業活動．三輪書店，1999．
湯浅修一：遊ぶ患者―分裂病と遊楽―(永田俊彦・編：分裂病の精神病理と治療5)．星和書店，1993．
湯浅修一：休む患者―分裂病回復者の疲労と休息―(飯田　真・編：分裂病の精神病理と治療4)．星和書店，1992．
Huizinga J(里見元一郎・訳)：ホモ・ルーデンス(ホイジンガ選集1)．河出書房新社，pp. 11-55，1989．

参考文献

碇　浩一，緒方　良：分裂病者に対する"あそび"を治療目標とした集団療法(あそびごっこ)の試み．精神神経学雑誌84：209-225，1982．
作業療法研究委員会：作業療法学の構造について(答申)．作業療法6：173-180，1987．
中井久夫：精神科治療の覚書．日本評論社，1989．
中井久夫，永安朋子：分裂病の回復と養生．星和書店，2000．

日本作業療法士協会・監修：精神障害(作業療法学全書5)，改訂第2版．協同医書出版社，1999．
Winnicott DW(橋本雅雄・訳)：遊ぶことと現実．岩崎学術出版社，1980．

(早川　昭)

16　ボールゲーム

1．ボールゲームの一般的特性

1-1．ボールゲームについて

　ボールゲームは粗大な身体動作をともなう代表的なゲームのひとつであり，創意工夫が容易なことから，作業療法では集団活動プログラムとしてしばしば用いられる．

　ゲームといっても卓上ゲームやコンピュータゲームの場合には，それらを楽しむために，言葉や身振りなどのシンボル操作能力，複雑なルールの理解や記憶力，駆け引きの能力，道具を操作する巧緻性，速い動作能力などが必要であるが，ボールゲームの場合には，野球やバスケットボールのような競技スポーツを除き，「投げる」「ころがす」「蹴る」などの粗大でシンプルな身体動作と，その動作を補助する用具，環境の組み合わせ次第で，どのような人でも遂行可能な活動になりうるという特徴がある．しかも，ルール次第でボール操作の技能を競うものにすることもでき，逆に，身体から離れたボールの偶発的な動きを楽しむこともできる．

　ボールは子どもの玩具として，またスポーツ用具として，誰もが使用した経験をもっているが，ものによっては玩具というイメージが強いので，作業療法場面で大人の対象者にボールゲームを用いる場合には，ボールの選定や活動の雰囲気づくりにも配慮することが必要である．

1-2．場所，材料，用具，管理

1-2-1．用具

　ボールは，乳幼児の玩具にはじまり競技スポーツに至るまで，幅広く人の遊び活動に登場する道具で，形は単純ながらも製品のバリエーションが豊富である．作業療法で用いる場合には，それぞれのゲームにふさわしい大きさや硬さ，重さ，素材，形のボールを選ぶ必要がある．商品としてどのような種類のボールがあるのかを調べる場合には，玩具，スポーツ用品，レジャー・レクリエーション用品の販売店やカタログをみるとよい．

作業療法におけるボールの管理で留意すべき点としては，
　①ボール表面の清潔
　②特にビニールやスポンジ，ゴムでできたものの材質の劣化
　③空気圧の調整
などがあげられる．

1-2-2．場所

　ボールゲームは，屋外で行うものと屋内で行うものに大別される．

　熟練した運動技能や体力を競う「スポーツゲーム」の範疇に入る種目には，野球やサッカーのように広い空間を要するものと，バレーボール，バスケットボールのように，比較的限られた空間の中で実施されるものがあり，基本的には前者は屋外で，後者は体育館など広い屋内で実施される．

　楽しむこと自体が目的の「レクリエーションゲーム」としてのボールゲームは，公園から居住空間に至るまで，さまざまな場所で実施されているが，狭い空間でできるものほど屋内で行われることが多い．屋内は，屋外に比べて環境が安定しており，雨が降ってくるなどの不測の事態が生じにくいため，ゲームの企画者は活動の計画を立てやすく，参加者が安心して楽しみに専念できるからである．

　ボールを「投げる」「はずませる」「蹴る」ことがゲームの要素となる場合には，勢いのついたボールが周囲の人や物，壁や天井にぶつかって，その結果誰かが怪我をしたり器物が破損することのないよう，空間の広さや参加者の配置に留意する必要がある．とりわけ屋内で，しかも体育館のように特別に広い空間ではなく，居住空間の中でゲームを行う場合には，場面設定を慎重に計画しなければならない．

1-3．ボールゲームの特性

　ゲームとは，一定のルールのもと，複数の人間がお互いに勝ち負けを競う競技のことをいう．しかし生活や生命を賭けるような深刻な闘いとは異なり，ゲームにおける競い合いには遊びの要素が含まれている．

　ボールゲームは，所定のルールに従って，「投げる」「はずませる」「ころがす」「突く」「はたく」「蹴る」「運ぶ」などの粗大な身体活動をともなう方法でボールを扱い，勝敗を争うゲームの総称である．ボールのみを使って行うゲームもあるが，他の道具を組み合わせて用いることの方が多い．

　ボールゲームは，ルールで定められた方法で参加者各自がボールを扱い，その優劣によって勝敗を決めるのが原則である．実際にゲームでよく利用されるボールの扱い方を，身体活

動の要素ごとに分類すると，次のようにまとめられる．

①ボールを投げる／はずませる

　できるだけ遠く(高く)まで投げる

　直接投げるか一度床にはずませたボールを，篭などにうまく入れる

　直接投げるか一度床にはずませたボールを，的に命中させる

②ボールをころがす

　できるだけ遠くまでころがす

　ころがして的に命中させる

　決められたところで止まるように力を調節してころがす

　自分も移動しながら，棒などを使ってボールを前にころがし，その速さを競う

③ボールを突く／はたく

　自分に向かってきたボールを，突いたりはたいたりしてうまく跳ね返す

④ボールを蹴る

　ゴールにうまく蹴り入れる

　蹴って的に命中させる

　自分も移動しながら，ボールを蹴って前に進ませ，その速さを競う

⑤ボールを運ぶ

　ボールを隣の人に速く手渡す

　自分も移動しながら，ボールを素手で，また何かの上に載せて運び，その速さを競う

2．治療的活用

2-1．療法としての背景

　作業療法では，集団活動のひとつのプログラムとしてゲームを用いる．作業療法において集団活動は，対象者が作業療法の目的を達成するために必要なプログラムとして導入されるべきものである．作業療法士は，それぞれの参加者の目的を達成するために，集団活動を用いるのであって，ボールゲームも，ただ何となく対象者の時間を埋める手段として行うのであれば，それは作業療法とはいえない．

　集団作業には，その場限りで完結するものと，継続的に行っていくことで集団の成長を図るものがある．作業療法のプログラムとして用いる場合，どちらかというと前者は，遊びとしての楽しさを創出するために用い，後者は，参加者の課題解決能力を育てるために用いる．ボールゲームは，前者の，その場で完結する楽しさの創出を目的に用いられることが多いが，施設間対抗試合で勝つといった活動目標を掲げて練習を重ねることで，集団としての

成長をめざす場合もある．

　個別の作業療法場面とは異なり，集団活動では，活動に参加する対象者どうしがやりとりを交わす機会が，場面にあらかじめ組み込まれている．「働きかける者」と「働きかけられる者」という関係に固定されがちな作業療法士と対象者との関わり方に比べ，対象者どうしの関わりでは，より対象者の自発性が引き出され，多様で柔軟な関わり方が生まれる．その結果，対象者は，他の参加者とのやりとりを通して，コミュニケーションに必要な技能を獲得したり，心理的に支え合ったり，自分の居場所や役割を見出したりすることでその集団への帰属意識を高め，それを生活の張り合いにつなげることができる．

　ボールゲームは，このような集団活動のもつ特質を，遊びの楽しさの中で，対象者に提供できる活動の1つである．しかも活動をその場面で完結させることができるので，対象者が抱く，負けたときの悔しさや，うまくプレイできなかった場合の不全感を，他の活動への移行という形で断ち切ることも容易である．

2-2．活用

　対象者の特性や対象者に導入する目的に応じて，作業療法士はゲームの構成や内容を調整する必要がある．ここではボールゲームについて，どのような点に着目して調整するのかを，具体的に示す．

①所要時間

　参加者の集中力の持続時間が短かったり，自分がプレイしないで他の参加者をみている時間が長かったりすると，ゲームに飽きてしまいやすい．このような場合には，参加人数を減らすか，同時にプレイする人数を増やし，待機している時間を短くするように工夫する．

②参加人数

　ゲームへの参加人数は，作業療法士がゲーム全体の進行をコントロールしつつも，参加者1人ひとりの様子が観察でき，それぞれに必要な働きかけを行いうる人数に留めるべきである．適切な人数は，ゲーム場面に関わるスタッフの有無や数，活動に対する対象者の自発性の程度にもよるが，一般的には7～8人からはじめるのが望ましい．それよりも少ないと集団である利点が薄れてしまう．人数が多くなりすぎると，すべての参加者が面白さを感じるゲームにすることが難しくなるばかりか，各参加者の転倒や怪我などのリスク管理が充分にできなくなる危険性が増える．

③場面設定

　作業療法でゲームを行う目的は，対象者どうしのやりとりの促進にあるので，ゲーム場面もそのことに留意し，お互いに表情が読み取れ，会話が交わせる距離に参加者が居合わ

せるよう場面を設定する．たとえば，1人ずつ順番にボールを的に向かって投げるというゲームの場合に，観客である他の参加者に背を向ける位置で投げ，的に当たったときや外れたときのその人のリアクションが観客に伝わらなければ，一緒に喜んだり，ひやかしたり，応援したり，またそれらに応えるといったやりとりは半減してしまう．的から外れたボールや，的から跳ね返ったボールに当たって観客が怪我をすることを防ぐ配慮は必要だが，そのためにプレイヤーとの距離が遠くなり，やりとりの頻度が減るようであれば，種目やルールを変えたほうがよい．

④道具の選択

　ボールは，投げたものが直接顔に当たっても痛くないスポンジボールやビニールボールから，競技用のボールまで，大きさや材質はさまざまである．空気で膨らんでいるものは空気の入れ方によって，床によく弾むものにも，弾まないものにもすることができる．ラグビーボールのような楕円形のボールは，予測できない動きを出したいときに有用である．

　大きさと素材の異なるものがいくつかあると，ボールを変えることでゲームに変化を与えたり，同じゲーム内でも，参加者の機能の違いに応じてボールを選んだりすることができる．同じ種類のボールが2つあると，2チームでゲームを同時進行させて競い合うことができる．

　素手でボールを操作するだけではなく，棒で叩いたり，何かに載せて運んだりする場合には，そのための小道具が必要になる．小道具は，扱いやすく安全性の高いものを，新聞紙など身近にあるものを利用して作る．

　ボールゲームでは，ボールだけでなく，的やゴールになる道具も，面白さを演出するためには不可欠である．空き缶やペットボトルの廃物，スタッフや参加者の手作り品，篭や箱，椅子など周囲にあるもの，レクリエーション用品として販売されている既製品など，可能なものを使えばよい．ただし既製品の中でも，使い方が限定されているものは応用がきかず，飽きられやすい．また，対象者にふさわしいデザインであるかどうかにも配慮する．たとえば高齢者の活動場面で，子どもっぽい絵が描かれた道具を用いることが参加者にどう受け取られるか，作業療法士は想像できなくてはならないのである．

⑤ルールの調整

　ルールがよく理解できないゲームでは，参加者の楽しみは薄れる．

　1人ずつ順番にプレイするゲームでは，プレイヤーにスポットが当たるため，注目される機会が必ず回ってくる．しかしそれがかえって個人の緊張を高めるようであれば，2人ずつあるいは全体を二分して，チームで勝敗を決めるようにするとよい．1人のチームメンバーの遂行能力が突出して劣っていて，そのために負けたことが本人も周囲にも明白であると，ゲームの後味が悪くなることもあるので，そのような恐れのある場合にはチーム

分けやスタッフによる補助の仕方に配慮する．

　ルール作りでもっとも大切なことは，心身機能のよい人など，同じ人が毎回勝つということをいかに避けるかということである．遊びではあっても，自分がまったく勝つチャンスのないゲームを面白いと思う人はいない．工夫として，機能やボールを扱う技能に優れている参加者に対しては，的までの距離を長くしたり，ボールを小さくしたり，減点エリアを設けたりして，得点へのハードルを高くする．必要な動作ができない参加者に対しては，投げる代わりに蹴る，徒手でころがす代わりにボールをスロープの上から落とすなど，残存機能を活用してゲームに参加できるようにする．ただ，これらのハードルが高すぎても低すぎても，ゲームの面白さは損なわれるので，作業療法士はそれぞれの遂行能力をよくとらえて調節しなければならない．またルールに，くじ引きやじゃんけん，サイコロなど，偶然性の要素が盛り込まれると，勝つチャンスが広がる．

⑥作業療法士の役割

　ゲーム全体の進行の責任が作業療法士にあっても，対象者どうしのやりとりを促進するには，作業療法士がリーダーとして前面に出すぎないほうがよい．作業療法士の張り上げる声だけが聞こえたり，ゲームを面白がっているのが作業療法士だけだったりという状況に陥らないよう注意する．また参加者が反応するのに時間がかかることもある．作業療法士のペースでゲームを進めてしまうことなく，反応が充分に引き出されるまで待つことが大切である．

　作業療法士は，参加者の動作介助など必要なときには登場しても，場面の展開を参加者に委ねられる限り，参加者の間にまぎれて目立たないようにふるまったり，ボール拾いなど後方支援の役目にまわったりして，できるだけ場面の黒子的存在に徹するよう努める．リーダーではなく，一参加者としてゲームに参加し，皆に笑われることも，楽しさの演出として欠かせない．

　しかし，ゲーム中の対象者の転倒やボールを含めた物による怪我などを未然に防ぐことは，作業療法士の責任である．新しく導入したいゲームを，安全かつ面白く遂行したいときには，「練習です」といって少し試してもらったり，「どうすればもっと面白くなるでしょうか」と参加者の意見を尋ねてみたりするとよい．

　ボールゲームに限らず集団活動は，参加者間の交流の促進に役立つ反面，自分だけ参加しないとは言い出しにくい無言の圧力を対象者に与えるという側面ももっている．作業療法士は，自分も楽しくゲームに参加しつつ，一方で，それが対象者1人ひとりに相応しい内容であるのか，対象者にとって参加することが身体的にも精神的にも苦痛なものになっていないか，無意味なものになっていないかを，いつも注意深く観察評価しなくてはならない．

2-3. 効用

作業療法プログラムとしてボールゲームを行うことで得られる効用は，大きく3つに分けられる．

①対象者間のやりとりの促進

応援し合うこと，うまくできるよう励まし合うこと，動作においてお互いの障害を補い合うことなどを通して，対象者が個性を発揮して，交流し合うことができる．その中で，自分の役割を見出し，他の人から承認される経験をすることができる．

②対象者の精神機能の活性化

人前でプレイする緊張感，勝とうと奮起する高揚感，勝敗が決まるまでのスリル，偶然がもたらす面白さなど，「失敗しても所詮は遊び活動の中のことである」という保護的な雰囲気の中で，いろいろな心の動きを経験することができる．

③ボール操作やゲームの進行に必要な運動機能の使用

ゲームの内容や活動頻度によって効用の程度は異なるが，ボール操作時に必要な協調動作能力や全身の動的なバランス保持能力，ゲームに必要な移動動作能力や体力が養われる．

2-4. 工夫・応用

2-2.で述べたこと以外にも，ボールの代わりにお手玉や，輪投げの輪，風船を使用することで，ゲームの内容にバリエーションをもたせることができる．

参考文献

「作業療法ジャーナル」編集委員会・編：レクリエーション．作業療法ジャーナル28(増大号)，三輪書店，1994．

「作業療法ジャーナル」編集委員会・編：痴呆の生活支援．作業療法ジャーナル34(増大号)，三輪書店，2000．

(浅海奈津美)

17　ダンス・踊り

1．ダンス・踊りの一般的特性
1-1．ダンス・踊りについて

　ダンス・踊りの起源は定かではないが，人類が2本足で立った頃からはじまっているのではないだろうか．うれしいときや楽しいとき，歌やリズムに合わせて体が動きだすことがあるだろう．悲しいときや苦しいときも音楽と一緒に体を動かしていると癒してくれ，心や体が軽くなることもある．

　一言でダンス・踊りと言うが，いろいろなジャンルがあり，名前もいろいろである．原始的・宗教的な発生からはじまったものや，研究され方向性をもって伝統的に発展していったものなど，内容も幼稚なものから芸術として完成されたものまで幅広く種類も多い．原始的，根源的なダンス・踊りは，基本的には気持ちよく，楽しく体を動かすことであり，技術やテクニック，振り付けを覚えることなどは二次的なものと言えよう．すなわち音楽やリズムに合わせて楽しみながら体を動かしているうちに精神的・身体的に治療効果が得られる．心が弾み，楽しく開放され，身体運動になり，手足が伸び，姿勢もよくなって，筋力がつく．

　主なダンス・踊りについて少し説明してその特徴を述べる．

　【社交ダンス】ダンスと聞いて一般的に思い浮かぶのが社交ダンスであろう．西欧から紹介，輸入されたので，ボールルームダンスとも呼ばれ，『Shall we ダンス？』という映画が代表するように街中に教室がある．踊り方は男女がペアで抱き合うように組んだり，離れたりしながら，いろいろなステップで踊る．ワルツ，マンボ，タンゴ，チャチャ，フォックストロット，ジルバなど，多彩なリズムやステップがあり，基本的には男性のリードでいろいろなパターンのステップ踊りをその場で組み合わせ，組み立てて踊る．車椅子の社交ダンスはまた後で紹介する．

　【盆踊り，輪踊り，民謡】日本での古くからの踊りで，一般的にやぐらを中心に輪になり，1人ひとりがそれぞれ同じ振り付けの動作を一緒に踊る．そのため踊り方をあまり知らなくても一緒になって踊る雰囲気を満喫でき，集団への所属感，同一性を感じることができる．日本人の習慣として身に付いているリズム，音感を主とするが，民謡や労働歌として地域性

があり，その土地に根づいている．

【タップダンス】靴底に金具を付け，足で床を叩き，音を出してリズムを鳴らす．上半身はバランスをとって動かしポーズを決める．細かな足の動き，下肢筋力，立位バランス，体の柔軟性などが必要である．

【手話ダンス】聴覚障害者の伝達手段である手話での歌が広まっているが，手話を行いながらいろいろな振り付けで踊るようになってきている．

【フォークダンス】いろいろな国や地方の民謡踊りを，その地方の民族衣装を着て踊る．戦後新制教育の一環として広められたので，オクラホマミキサー，マイムマイム，コロブチカなど，だいたいの人が学生時代に踊ったことがある．戦前の教育ではあまり採り入れられなかったので高齢者はなじみが薄い．

【創作ダンス】学校教育のうち体育の授業，特に女子学生の表現様式として多くの学校で取り入れられている．決まりきったステップや形などはなく，自分たちで話し合って作り上げていったり，生徒たちの自主的な活動として行われていることが多い．

【スクエアダンス】アメリカで作られたダンスで，男4名，女4名の8名が1組になって踊る．コーラー(動きの指示をする人)がコール(動きの指示)をすると，男女8名のダンサーは瞬間的に反応して踊っていく．戦後米軍の教育将校であったウィンフィールド・P・ニブロが1949年に三笠宮崇仁殿下に教え，広まっていった．

【リトミック】幼児教育や統合保育で行われている．スイスの音楽教育家・作曲家であったエミール・ジャック・ダルクローズが音楽教育の方法として創案したものである．リトミック音楽教育法の内容は，①リズム運動(即時反応)，②ソルフェージュ(聴覚の訓練)，③即興演奏(ピアノの即興演奏)，の3つから成り立っている．日本へは1925年に小林宗作，天野蝶，板野平らが普及している．現在は①のリズム運動が強調されて広まっている．

【ダンスセラピー】ダンスムーブメント療法と言っているが，体の動きを通した非言語的精神療法である．20世紀前半のモダンダンスの流れをくみ，第二次世界大戦後，アメリカのダンサーたちが精神病院で統合失調症者に関わったのがはじまりであり，その後，主に分析的理論を取り込みながら発展し，1966年にアメリカダンスセラピー協会(ADTA)が作られた．日本では，1980年代から試行錯誤が繰り返されつつ広がり，1992年9月に日本ダンスセラピー協会(JADTA)が設立した．現在は病院や福祉施設，デイケアなどで施行されている．

【車椅子ダンス】イギリスで1940年代に車椅子どうしで踊るデュオ方式で発足し，その後ドイツのミュンヘン工科大学のゲートルート・クロムフォルツ教授が健常者と障害をもった人が一緒に踊るコンビスタイルを考案・普及させた．日本では1991年にオランダ・ドイツに留学した四本信子理事長が"日本車いすダンススポーツ連盟"を設立したことにより普及し，今では全国に広がっている．

【ユニークダンス】炭山真理子が日本でも独自に車椅子と一緒に踊るダンスを開発しており，ユニークダンスと呼んで普及している．フォークダンスのようにみんなで踊ったり，社交ダンスのようにペアになったり，それぞれの対象者との話し合いを重視しており，ユニークダンス研究会を主宰している．

1-2. 場所，材料，用具

1-2-1. 場所

ダンス・踊りには広い場所と踊りやすい床が必要である．床は一般的にダンスフロアーとしては木の床が望ましい．全員が手をつないで輪ができるほどの広さがあれば充分だが，種目ややり方で狭くても可能である．社交ダンスやフォークダンスでは専用の靴を使用し，靴の底にフェルトを貼ったりして滑らないようにしている．タップダンスでは靴の底に金具を付けているし，バレエではトウシューズを使うのでシートを敷いて木の床を保護することがある．日本舞踊や，能・狂言の能舞台も床材は木であり，足には足袋を履いている．踏んだときの音も重要な要素である．盆踊りやお祭りでの踊りでは，屋外の地面や道路上で踊ることがあり，地下足袋や，下駄，雪駄なども使われる．ストリートダンスも屋外で普通の運動靴などで踊る．

1-2-2. 材料，道具

【音楽】ダンスに必要なものは音楽であるが，リズムだけでも可能である．太鼓を叩いてリズムをとってもよいし，手拍子でもリズムは示せる．民謡などのよく知っている歌も馴染みがあってよいし，最近の流行歌や，対象者が青春時代によく聞いたその時代の流行歌なども使用できる．ダンスセラピーでは歌詞があるとイメージが固定されるので，外国曲やインストルメント（楽器のみ）の曲を使用することが多い．リトミックなどは，その場でピアノの即興演奏をしたりするようだが，一般的には難しい．筆者が所属していた精神病院では毎月ダンスパーティーを行っていたが，バンドが演奏したときには踊るが，レコードでは踊る人がいなかった．生バンドはその場で踊る人に合わせられるし，何よりも存在感，臨場感，迫力，パワーが違う．しかし一般的には，だいたいレコードやテープなどを使用する．事前に録音をしてテンポや時間，タイミングなどを決めて専用のテープを作っておくとよい．近頃は曲の頭出しがすぐにできるので MD や CD が便利である．

【衣装，持ち物】それぞれのダンス・踊りに特徴的な持ち物や衣装がある．日本民謡では着物や，団扇，日本舞踊では扇子，手ぬぐいなど小物を揃えると雰囲気が出る．着物は着るのが大変だが，法被なども利用できる．系列の病院では花笠踊りの笠をダンボールで作ったりしている．レヴュウなどのように手袋を揃えたり，ボンボンを持ったり，チョッキを揃え

たりといろいろ演出ができる．

1-3．ダンス・踊りの特性

　前述したように，基本は楽しさである．体を動かしているうちに楽しくなることはよくあることで，治療の動機づけや，リラクセーション，楽しみの発見には効果的である．身体運動を行うときにエアロビクスのように音楽に乗せて動かすと，気分よく動かすことができる．筋力増強，巧緻性訓練，耐久性向上，立位・座位バランス訓練などの身体面にも有効である．またステップや振り付けを覚えることによって知的面での作用もあり，マスゲームや集団の踊りでは，連帯感，所属感，社会生活での存在意義を感じ，人生に張りができて生きる目標になったりすることもある．

2．治療的活用

　ダンスにはいろんなジャンルがあるように活用方法も多彩である．老若男女にいろいろなレベルで活用できる．

2-1．療法としての背景

　音楽は情動に直接働きかける力があり，その音楽に乗せて体を動かしていくことは，人類の根源的な魂を揺さぶる働きをもっている．ダンス・踊りの舞台を見ることで，感動し，生きる力を得られたりすることもあり，まして自分が踊ることは，その力を体験することにもなる．体を動かす楽しみ，自分の動きが音楽とシンクロして合っていく楽しみ，他者と自分と一緒になって合っていく，一緒に1つのものを作り上げていく楽しみなどが味わえる．そして楽しんで体を動かすことで，身体的な動きの訓練にもなる．

2-2．活用

　治療的活用の例として，筆者の所属する痴呆中心の老人病院で，レクリエーションとして振り付けした踊りを紹介する．車椅子でもできるように主に手踊りとして，新聞紙で作った棒を持って踊る．小道具があるほうが，何もない手踊りよりも参加しやすいようだ．
曲目：ソーラン節
使用道具：棒(新聞紙で作成する)．

棒作り：新聞紙を丸めて筒状にする．テープで留め，まわりに色紙を貼ったりして装飾をするとよい．患者と一緒に手工芸の一環として作ることにより活動の幅が広がる．両端にボンボンをつけると派手になって，見栄えがする．

■**振り付け**

前奏：手拍子，途中「アードッコイ」など掛け声を入れるとよい．

①ヤーレンソーランソーランソーランソーランソーラン：棒を両手で持って船をこぐように動かす．

②ハイハイ：手拍子，2回

③ニシンきたかと：右手で棒の端を持ち，左の上から下を回して右まで振り，右に刀をかざすように立てる．

④カモメに問えば：右上に立てた棒を体の前を通って左に右に動かす．左右に動かしたときにそれぞれ一瞬止めてポーズを決める．

⑤わたしゃ立つ鳥，エー波に聞け，：右手の棒を釣りのように肩に振りかぶってから2回振り下ろす．

⑥チョイ：体の前に両手で棒の両端を持ち下ろす．

⑦ヤサ，エーエンヤーサーノドッコイショ：両手で持ったまま棒を，右左に振る．当院では，"エーエン"で左側"ヤー"で体の前，"サーノ"で右側，"ドッコイショ"は前で2回止めるように動かしている．

⑧アードッコイショ，ドッコイショ：棒を両手で持ったまま上に2回上げる．

■**指導方法**

振り付けを教える前に，みんなで歌を歌ってみるとよい．また「ソーラン節はどこの地方（くに）の歌か」などの会話をして，見当識確認や回想を促す．北海道に行ったことがある人やソーラン節にまつわる話を聞いてみるとまた話が発展する．

踊りを教えるときには，はじめに見本を踊ってみせる．みんなで歌を歌いながら行うと注意の集中にもなる．

踊りは少しずつ区切って教える．毎回上手にできているということをオーバーにほめる．次に区切ったパートを今度は少しずつ，つなげて教え，最終的に全部通して一緒に踊る．全部通して行ったら，何人か前に出て輪を作り踊ってみる．

2-3．効用

2-3-1．基本的能力，応用的能力

リトミックのリズム運動による身体的な面での効果は，筋組織と中枢神経の訓練方法によって，緊張と弛緩のニュアンスを表現し，理解する能力を発達させる．また聴覚訓練の方

法によって強さや早さのニュアンス，音の長さ，音の感知を理解し，表現する能力を発達させる．このような全身運動により骨の形成や筋力増強などバランスのとれた正常な発達を促進する．

また，精神面ではダンスムーブメント療法(通称ダンスセラピー)で，体の動きを通して精神的治療を行う．技法としてはダンスと身体動作(ムーブメント)が使われる．身体から身体へ，言葉を介さず相手に働きかけ，内省や対人関係の変容をめざす．ダンスセラピーは行う人によっていろいろな方法があり，やり方は決まっていない．たとえば2人組みでモダンダンスの動きで体の感覚を高めたり，サンバ，チャチャのリズムで自由に踊ったりする．個々の対象者の生活歴や社会的背景，疾患の違いに合わせる必要がある．

2-3-2．社会的適応能力(地域交流・社会参加)

徳島の阿波踊りに車椅子の"ねたきりになら連"が参加したり，北海道のよさこいソーラン祭りや，鹿児島のおはら祭りなどのお祭りに車椅子の踊り連が参加している．

現在ボランティアとの間で広まってきている車椅子ダンスでは，いろいろな組織がある．2人が組になって自由なステップを楽しんだり，集団で踊るユニークダンスや，社交ダンスが中心の日本車いすダンススポーツ連盟，また車椅子社交ダンス普及会では社交ダンス，フォークダンスにインストラクター制度を設けて全国各地で普及活動を行い，社会の中に定着してきている．また車椅子ダンス全日本選手権大会や，スーパージャパンカップダンス競技会の車いすダンスの部など広く競技ダンスの形式も広まってきている．障害者の社会生活の一部として少しずつ定着してきている．またスクエアダンスでも車椅子の障害者や，知的障害者を含めたクラブ活動が定期的に行われている．今後の障害者の社会参加機会として重要な地位を占めていくだろう．

社会参加，地域連携のひとつの例としては，鳥取県立鳥取聾学校生と鳥取大学生のダンスを通じた交流も1978年から継続して行われている．鳥取市民会館におけるダンス作品発表会は，市民への聴覚障害児理解の機会になっている．また生徒と学生間では相互の理解が深まり，共生への手がかりとなっている．参加した学生は，仲間意識・達成感・自己実現などを体験発表している．また聴覚障害者へはボランティアと一緒の手話の歌，踊りが広まってきており，手話ダンスが脚光を浴びている．

2-4．工夫・応用

ダンス・踊りの基本は音楽に合わせて体を動かすことである．対象者と話し合いをして自由に創作していくことで，自分たちの独自のダンスを作ることができる．ほんのちょっとしたことでもダンスになる．たとえば，座ったままテープなどの曲に合わせて足でリズムを叩

き，前，横，開く，閉じる，などの振りを付けて両手も一緒にポーズを決めたら「タップダンス」になる．自分の作った踊りには愛着がわく，各人が何かしらの形で参加したという意識をもつことからはじめ，次はどうするかなどの話へ発展させることも可能である．

参考文献
北九州レクリエーション協会・編：みんなで踊ろうレクダンス第2集．遊戯社，1982．
斉藤公子：さくらさくらんぼのリズムとうた．群羊社，1980．
妹尾弘幸：現場ケア全書1・リハビリ踊操—楽しみながら体操!!踊り!!高齢者いきいきリハビリ!!—．Q.O.Lサービス出版部，2002．
日本フォークダンス連盟・監：すぐに踊れるフォークダンス．成美堂出版，2000．
日本ボールルームダンス連盟・編：ボールルームダンステクニック．日本ボールルームダンス連盟，1995．
日本レクリエーション協会：コミュニケーションのためのフォークダンス(CD)．1992．
日本レクリエーション協会・編：みんなで踊ろう！盆パラビクス，ビデオ全3巻．2001．
松井紀和：音楽療法の手引き．牧野出版，1980．
芙二三枝子：芙二三枝子のダンスセラピー．大修館書店，1998．
Helene Lefco，平井タカネ・監修：ダンスセラピー～グループセッションのダイナミクス．創元社，1994．

情　報
日本車いすダンススポーツ連盟(理事長：四本信子)
　連絡先：〒144-0052　東京都大田区蒲田5-49-12　エムアンドエムIビル
車椅子社交ダンス普及会(理事長：黒木実馬)
　連絡先：〒410-1431　静岡県駿東郡小山町須走370-2-303
ユニークダンス研究会(代表：炭山真理子)
　連絡先：〒188-0014　東京都西東京市芝久保町2-17-1107
日本ダンス・セラピー協会(JADTA)
　連絡先：〒134-0088　東京都江戸川区西葛西5-10-32 東京福祉専門学校内
ホープフリー(車椅子スクエアダンスクラブ)
　連絡先：〒254-0064　神奈川県平塚市達上ヶ丘1-9貴峯荘内

　　　　　　　　　　　　　　　　　　　　　　　　　　　　　　　　(大塚　信行)

18 遊 び

　人の生活を構成している作業活動は日常生活，仕事，遊び・余暇に分類される．しかし，子ども，特に就学前の子どもたちの生活は日常生活と遊びにより構成されている．遊びは発達の源泉であり，子どもの発達において遊びの重要性を否定する者はいないであろう．子どもは内的に動機づけられた遊びを通して主体的に環境と相互作用し，その中で因果関係を学習する．このことを通し，自己と外界を理解し，社会生活を営む上で必要な能力を身につける．さらに，遊びを通して培われる，環境を変化させる力をもっているという自己効力感は，主体的で積極的な生き方への原動力となっていく．

　発達に障害がある子どもたちは，遊べないとよく言われるが，障害の種類や程度にかかわらず，その子なりに精一杯遊んでいると筆者は考えている．重度の運動障害のため，1日のほとんどを背臥位で過ごしている子どもの中には，家族の声や光の変化を感じることを遊びとしている場合がある．重度の知的発達障害がある子どもは，ものを嚙む，自分の手を振ることを遊びとしている．声を聞いて楽しむ，光の変化を楽しむ，ものを口に入れる，自分の手を見つめるは，子どもの発達過程の中でも見られる遊びである．しかし，この遊びは継続するものではなく，発達に伴い変化する．さらに，同じ遊びを1日中行うわけでなく，同時に他の遊びを多様性豊かに行っている．このような子どもの姿を見ると，発達の初期にみられる原初的遊びが，種の行動面の多様性を支え，状況に対する適応の確立を高めると述べたEllis(1977)のことばを思い出す．しかし，発達に障害がある子どもたちは，遊びが変化せず，定型的になりやすい．その結果，行動の多様性も発達しにくく，生活適応に障害が生じやすくなる．障害がある子どもたちに携わる作業療法士は子どもたちの生活を豊かにするために，遊びという作業活動を通じ支援する．子どもと関わるときに用いる作業活動は，ほとんどが遊びといっても過言ではないであろう．

　ここでは，作業療法士が遊びを作業活動として用いる際に必要な知識と活用について述べていく．遊びは発達障害領域の作業療法のみでなく身体障害，精神障害，高齢障害等すべての領域で活用されている．本稿は，筆者の専門である発達障害領域に限定した内容ではあるが，遊びの特性・発達的意義・活用方法は作業療法のすべての対象者に活用にしてもらうことができると考えている．

1. 遊びの一般的特性（発達における意義）

1-1. 遊びとは？

　遊びの種類や分類の仕方は様々である．しかし，遊びというからには，そこに欠くことのできないものがある．遊びは，遊びたいという内的欲求に伴い自発的に生じ，管理・束縛されることなく，自由に行われ，それ自体が楽しい自己目的的活動である．さらに，遊びの中では現実生活で必要とされる価値は無視され，子どものもつ創造性が中心となる．

1-2. 遊びの分類

　遊びの分類も様々であるが，大きく感覚運動遊び，構成遊び，社会的遊びの3つに分類できる．これは，発達障害の作業療法場面で活用される，遊びもこの分類でほとんどを網羅することができると思われる（表1）．

1-3. 感覚運動遊び

　感覚運動遊びは，発達障害の作業療法でもっとも使用されている作業活動である．感覚運動遊びは，2歳頃までの感覚，運動，身体的な遊びである．この時期は一生のうちもっとも，発達が急速に，劇的に進む時期であるため，そこで行われる遊びを分析することは難しい．また，感覚，運動自体も多様であり，このことも分析をより困難としている．ここでは，作業療法で活用されることが多い，触る，見る，動く，の3つの感覚運動遊びについての一般的特性を発達的な意義を中心に説明する．

表1　遊びの分類

感覚運動遊び	
触る遊び	土・泥遊び，水遊び，粘土遊び，スライム，フィンガーペインティング，ぬいぐるみ
見る遊び	メリー，光るおもちゃ，クーゲルバーン
動く遊び	かけっこ，ブランコ，シーソー，すべり台，三輪車・自転車
構成遊び	積み木，ブロック，粘土遊び，お絵かき，パズル，プラレール，アクセサリー作り，紙工作，制作活動
社会的遊び	ごっこ遊び，ルールのある遊び，スポーツ，ゲーム

1-3-1. 触る遊び

人は外界からの感覚情報を脳に取り込み，処理し行動する．情報として意識される感覚のほとんどは視覚，聴覚である．しかし，人の行動，発達においては体性感覚が重要な役割をもつ．体性感覚は自分自身を含む環境に関する情報を収集し，適応反応・行動を形成し，そのフィードバックによりさらに，高度な適応反応を引き出すために不可欠である．

体性感覚の役割として自己の身体の認知，環境状況の認知，対象に触って識別し認知することの3つをあげることができる．子どもは遊びの中で，体性感覚を取り込みながらこれらの能力を発達させていく．

●自己の身体の認知(図1)

子どもは自己の身体を媒介として環境と関わり，環境との相互作用を通し発達する．子どもは環境との相互作用を通し，環境を学ぶと同時に，自己が外界の対象にどのような影響を与えることができるのかも学ぶ．自己の身体の認知は子どもが環境に関わるための基盤となる．子どもは胎内にいるときからすでに自己の身体をもっとも身近な触る対象としている．自分の手，足を口に入れる，手と手を合わせる等の自分で自分を触ることを常に行っている．さらに，寝返る，這う等の運動により接触面との間に生じる体性感覚も，自己の身体の認知にとって重要となる．子どもはこのような遊びの中で体性感覚情報を通し，他とは違う自己の身体の認知を築いていく．

●環境状況の認知

触覚を感じる皮膚は身体の表面全面を覆う．このため，身体のどこからでも環境の情報を把握することができる．

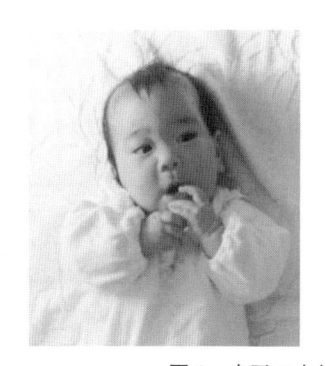

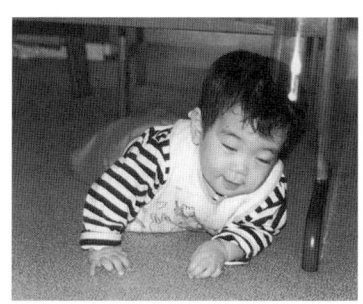

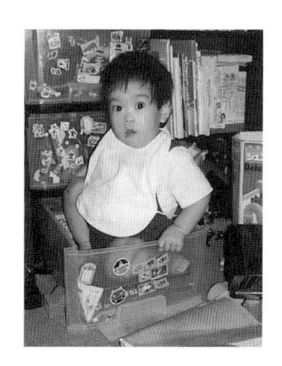

図1 自己の身体の認知
　　手を口に入れる，運動により接触面との間に生じる体性感覚，狭いところに身体を入れる等は体性感覚を通した自己の身体の認知に重要な遊びである

● 対象に触って識別し認知すること

　体性感覚を通した能動的探索をアクティブタッチといい，形や材質の知覚において重要な役割を果たしている．生まれてしばらくは手よりも口での触覚識別がすぐれているため，何でも口にもっていく．しかし，発達に伴い手を探索の道具とし活用するようになる．アクティブタッチはものの性質を知るのみでなく，その情報に基づき運動を制御する．素材の柔らかさや形により，力の強さ，手の構え，運動のスピードを制御する．10カ月頃には意識的に握る強さの調整ができはじめる．さらに，体性感覚情報と視覚情報との統合により，見なれたものに対して，つかもうとしたときから形，大きさ，向きに合わせた手の構えが可能となる．このような能力は子どもが様々なものに手を出し，触れ，操作することにより発達する．

● その他

　母子相互作用における触覚の重要性は様々な研究により明らかにされている．Harrowら(1985)は，サルを用いた実験でミルクを飲むという生理的欲求の充足が愛着形成の主要因ではなく，心地よい接触が重要であることを明らかにした．未熟児を対象とした調査では，タッチケア(母親が子どもとのコミュニケーションを触覚を媒介として行う)を行った子どもは，ストレスの指標であるコルチゾールホルモンが30％減少したという報告もある．

　子どもは母親や大人に抱かれる，なでられる，触られる等の触覚により安心感をもつのと同様に，自分で指を吸う，布等を握ることによっても安心感や情動の安定をはかっている．子どもは体性感覚を取り入れることにより，自己調整を行っている．

1-3-2．見る遊び(図2)

　真っ暗な母胎の中から，光あふれる世界に出た瞬間の子どもの驚きはどんなものであろうか？人は外界の情報の約80％を視覚から得ていると言われている．視覚は手の機能との対比，対象物を定位し(リーチ)，対象物を注視し(把握)，対象物を探り(操作)，対象物から視線を移し，次の対象へ移行(リリース)で説明されることが多い．視覚が機能するためには，対象を見ることと捉えることの両方の能力が必要となる．この両方が機能することが視知覚，視覚認知発達の条件となる．前者は視力，後者は眼球運動に対応させることができる．視力は生まれた直後は0.05であるが，1歳で1.0に達し6歳頃に成人に近づく．眼球運動に関しては視力よりも早期に発達し，6カ月には頭部と分離して，すべての方向の追視が完成する．視力，眼球運動とも，発達の初期に急速に発達するため，早期からの治療介入が必要となる．

　見ることは，子どものその他の機能の発達にとっても非常に重要である．見ようとすることで頭をもち上げ，見続けることで頭部が安定し，見ているものを取ろうとし手を伸ばし，

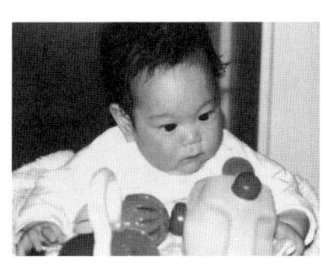

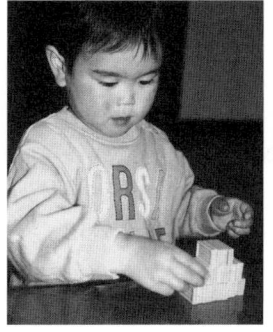

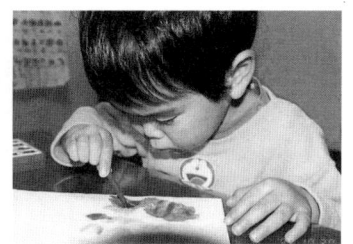

図2　見る遊び
生後4カ月でも対象をしっかりと視覚で捉え，見続けることができる．見る遊びは，構成遊びの基盤として重要である

それでも届かなければ移動という運動を引き起こす．見ることが，子どもの能動性を引き出す．さらに，見ることは目的に応じた運動を行うためのガイドとして重要な役割を果たす．すべてではないが，見ることをきっかけとして行動が起こされ，見ることにより行動が制御され，見ることによりその行動の結果を判断している．

　見ることはコミュニケーションにおいても重要な役割を果たす．生まれたての子どもが母親を見る能力や母親の表情を真似する能力は生得的に備わっているものであるが，この能力が解釈者依存の前言語的コミュニケーションを生む．さらに9カ月になると母親と子どもが同じ対象に注目する共同注視がはじまり，この対象に母親がことばをつけることで言語の基盤となる．

1-3-3．動く遊び(図3)

　生まれた直後から子どもは目的的ではないが，運動を行うことができる．しかし，胎内で可能であった運動も，重力のある地球環境では再現することはできず，運動を再学習しなければならない．子どもは重力に抗し身体をもち上げ，上肢を体重支持から解放し自由に扱う．下肢は体重を支持し，身体は平衡を保つ．さらに，平衡を保持しながらも能動的に姿勢を崩すことで姿勢変換，移動をし，三次元空間を自由に動き回る．重力に抗し頭を挙上し，肘支持，手掌支持，寝返り，座位，ずり這い，四つ這い，歩行へとわずか1年の間に，人に必要な基本的運動機能を獲得する．これは，一次元の点としての存在から二次元平面を動き回り，三次元空間に適応するという次元適応という視点からも考えることができる．

　運動機能を獲得するとき，子どもは気の遠くなるほどの繰り返し運動を行う．腹臥位で頭を挙上することも，四つ這いで体を前後に揺することも，転んでは立ち上がることも毎日何回も，何分も飽くことなく繰り返す．子どもにとっては，まさに感覚運動遊びである．運動の中で失敗をすることも多いが，失敗をしても何度も繰り返す姿や，成功したときの表情は

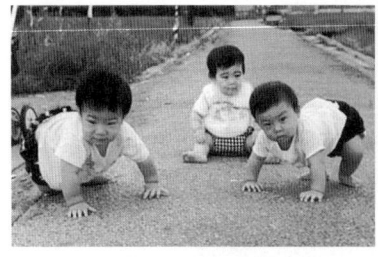

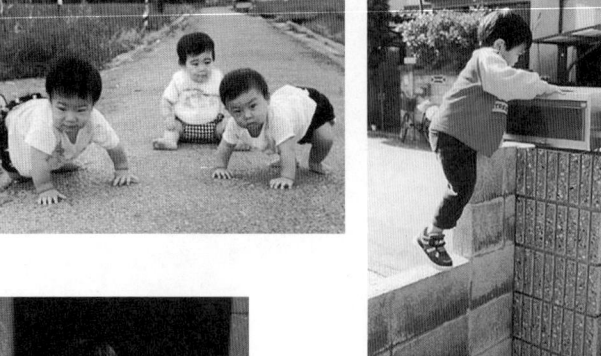

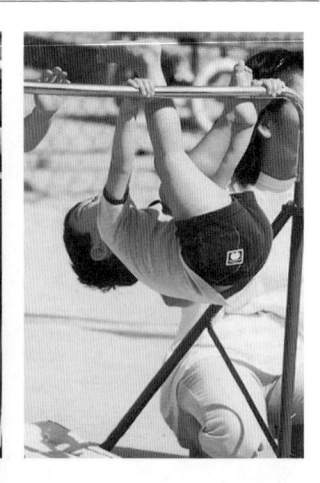

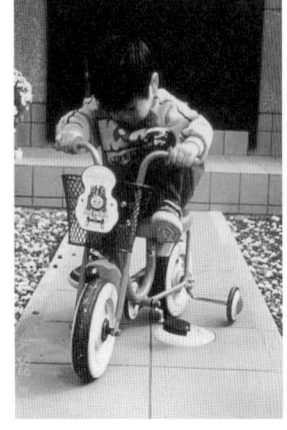

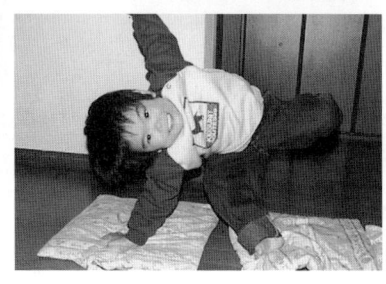

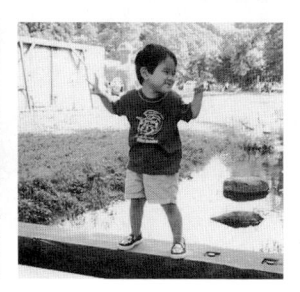

図3 動く遊び
遊びを通して，自己の身体を三次元空間の中で意のままに操作できる能力を発達させる．さらに，自己の身体のみでなく，三輪車，ブランコといった自己の身体を媒介として遊具を操作する遊びも行いはじめる．子どもは運動遊びを通して基本的な運動機能のみでなく，自己の身体図式やそれを基盤とした運動企画能力をも発達させ，自己の身体が環境に対して及ぼすことができる能力を知る

まさに内的欲求に基づいた自己目的的な行動，遊びであるといえる．幼児期もこの傾向は続き，鉄棒，ボール遊び等自己の能力よりもはるかに高い遊びであっても，何度も繰り返し行う中でできるようになっていく．これは彼らにとって大きな自信となり，自尊心を育むことになる．

　歩きはじめても，子どもは次々と新しい環境に挑戦していく，単に平面を歩くだけではなく，机の上，階段，塀の上等のより重力に抗す方向へ，不安定な場所等のより姿勢コントロールが要求される場所に積極的に関わっていこうとする．三次元空間を意のままに移動できる能力は奥行き，位置，方向等の空間関係も発達させる．

　さらに，自己の身体を単に操作する遊びのみでなく，三輪車，自転車，ブランコといった自己の身体を媒介として遊具を操作する遊びも行いはじめる．子どもは運動遊びを通して基本的な運動機能のみでなく，自己の身体図式やそれを基盤とした運動企画能力をも発達さ

せ，自己の身体が環境に対して及ぼすことができる能力を知る．この能力をもつことで子どもたちは，主体的にかつ適切に環境と相互作用することが可能となる．

さらに，身体運動を通した具体的操作が積み重なることにより，具体的な対象がなくとも頭の中での操作が可能となり，これが抽象的思考，概念の発達の基盤となる．

1-4．構成遊び(図4)

構成遊びとは，対象物を空間に配置し，新奇さや美しさやイメージを思い浮かべて楽しむ遊びである．

ものを空間に配置する際に必要な能力として目と手(視覚と体性感覚)の協応が重要となる．見る能力は注視，注視点移行，追視が重要となり，中心視と周辺(空間)視を自在に扱うことが必要となる．構成遊びに必要な手の機能としては，随意的に的確な場所で放す動作が重要となる．子どもは10カ月頃になると，意識的に位置を調節して空間の目的のところに放すことが可能となる．方向に無頓着で力任せではあるが，視覚と協応させ目的のところにものを定位しはじめ，入れる，はめこむ，押し込むといった遊びがはじまる．運動を行うことで生じる感覚を楽しんでいた段階から，目的，意図を達成する手段としての運動に変化する．目と手の協応により，物と物とを空間的に関係づけることが可能となり，積む，重ねる，並べる等の遊びもはじまる．積む，重ねる等の三次元の構成には空間的な関係のみでなく，手順，順番といった時間的な関係も要求される．自己の運動という一次元の世界で完結していた子どもが，構成遊びの中で時間的空間的な関係，すなわち私たちの生活している世

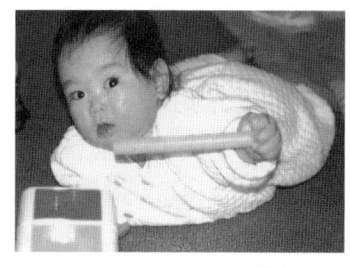

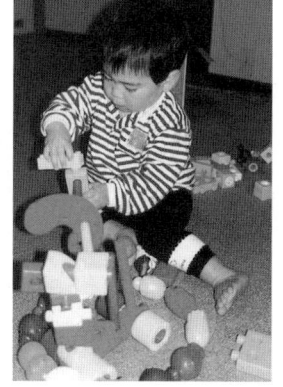

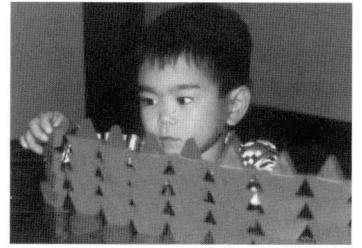

図4　構成遊び
構成遊びのはじめは，目的のところに定位しはじめ，入れる，はめこむ，押し込むといった遊びである．そこから，物と物とを空間的に関係づける，積む，重ねる，並べる等の遊びがはじまる

界と同じ四次元世界を操作し楽しめるようになることは非常に意義のあることである．

自分が構成したものに意味をつけること，意味をもちながら構成することでイメージの発達が促進され，イメージが促進されることで，より複雑な構成遊びが展開していく．

イメージして遊ぶためには複数の感覚が統合され発達する知覚，その中でも特に視知覚が重要となる．複数の感覚が判断の対象となれば「実際のもの」と「見立てたもの」両者に共通する感覚を取り出し「全部同じではないが，同じもの」と認識できる．これが，イメージにおいて重要となる．

構成遊びは，その後の幼児期，学齢期の遊びにおいて運動遊びとともに中心的なものとなり，成人においては余暇活動の1つとなる場合もある．さらに，身辺処理活動や将来の学習活動（線を組み合わせることが必要な文字の学習）における基盤となる遊びである．

1-5．社会的遊び

ここでは社会的遊びの中でも演じる遊び，ごっこ遊びを取り上げる．ごっこ遊びを構成する要素は多彩であるが，ものについての知識，扱い方と仲間との人間関係が重要となる．

ごっこ遊びの第一歩はふりの行為である．ふりは構成遊びのところでも述べたイメージが重要となる．物を見立てることは，視覚のみでなく，その物の特徴となる様々な感覚情報に基づき見立てている．車のおもちゃが1つしかなく，みんなで遊びたいと思ったとき，見た目は共通性がそれほどない積み木を走らせることで車に見立て遊ぼうとする．そのことは物のふりのみでなく，ごっこ遊びにおいて重要な人のふりについても同様である．人のふりは物に比べ，1人ひとりに多様性があるため，共通性を取り出すことがより難しい．しかし，子どもは「その人」の行為ではなく，お母さん，バスの運転手といった役割行為を一般化し，抽象化して演じている．

さらに，1つひとつのふりの行為に用いられていた物が，組み合わされて使われるようになることで，仲間との結びつきも可能となってくる．例えば「食べ物のおもちゃ」「包丁」「かご」という結びつきが，お母さん，お父さん，子ども，スーパーの店員という役割を生じさせ，人との結びつきを促進させる．そのことがきっかけとなり遊びが展開し，物との結びつき，人との結びつきにさらに奥行きと広がりが生じる．しかし，人との関係は常にスムースに行くわけでなく，特定の役割をめぐって奪い合いが起きることも多い．幼稚園ごっこでは先生に，電車ごっこでは運転手に，ままごとではお母さんにどの子もなりたがる．どのようにすれば希望者の要求を満たすことができるかを考え「順番」「人気の役割を増やす」「人気のない役割にプレミアをつける」等で調整するようになる．子どもは物に興味をもち，物は行為のための支えになると同時に人間関係をつなぐ媒体となる．しかし，子どもの興味は物を契機とする遊びから，人間関係を重視する遊びへと移行する．物をめぐってのけんか

から，役割をめぐってのけんかへと変化することに，その一端を垣間見ることができる．

2．治療的活用

ここでは遊びを治療的にどのように活用するのか，具体的な例を提示しながら述べる．

2-1．感覚運動遊びの治療的活用

2-1-1．触る遊びの治療的活用
①主体的に触る，触ることに気づく遊び

触覚防衛反応(触覚刺激に対して過剰反応)がある子どもたちは，触る遊びに対して抵抗を示す場合が多い．しかし，すべての物に対して抵抗を示すわけでなく，受け入れやすい素材，触らせ方がある．また触覚刺激に対して反応が少ない子どもに関しても同様に，触っていることに気づくことができる素材，触らせ方がある．1人ひとりに応じたものが必要ではあるが，一般的なものを表2に紹介する．子どもが対象に主体的に触ることができるようになれば，次の段階として対象に注目し，触る運動が連続し，触り方が変化するように促す必要がある．

表2 子どものもつ触覚刺激に対する反応特性の違いによる遊びの留意点

	触覚過剰反応	触覚過小反応
素　材		
粘　度	・少ない方がよい	・高い方がよい
抵　抗	・耳たぶ程度の固さ	・低いもしくは高い
湿り具合	・粉状のものならばサラサラ	・湿り気が多い方がよい
温　度	・人肌程度	・冷たい
素　材	・均一な方がよい	・不均一な方がよい
触らせ方	・能動的に触れるよう動機づけを工夫 ・固有感覚を用いしっかりと触らせる ・ゆっくりとした動きで触らせる ・過敏性が低い身体部位から触らせる	・固有感覚を用いしっかりと触らせる ・速い動きで触らせる ・過敏な部分で触らせる
その他	・目的のための手段として触らせる 　(料理を作るため等) ・視覚，聴覚と協応させて触らせる	・視覚，聴覚と協応させて触らせる

②自己の身体に気づくための遊び

　体性感覚で自己の身体を確認できないため，鏡を見る．服装にこだわることで視覚的に自己を確認しようとする自閉症児．自分の下肢のイメージが曖昧であり，下肢に体重支持していないにもかかわらず前方に手を伸ばし，椅子から落ちる脳性麻痺児．これらは自己の身体の気づきが曖昧な子どもたちが示す行動である．体性感覚が入力される身体運動を通じ，自己の身体がどのような位置関係にあるのか，どのような機能（支持性，可動性，姿勢制御等）を有しているのかに対する気づきを促すことが重要となる．これについては動く遊びを参考にしてもらいたい．

　運動により主体的に固有感覚を中心とした体性感覚を取り入れる遊びとともに，触覚を通した遊びも有効な方法である．プールでの水遊び，ボールプール，狭いところに入る，毛布にくるまる，ボディーペインティング等，皮膚全体に触覚が入る遊びは自己と非自己の境界を明確にするのに役立つ．

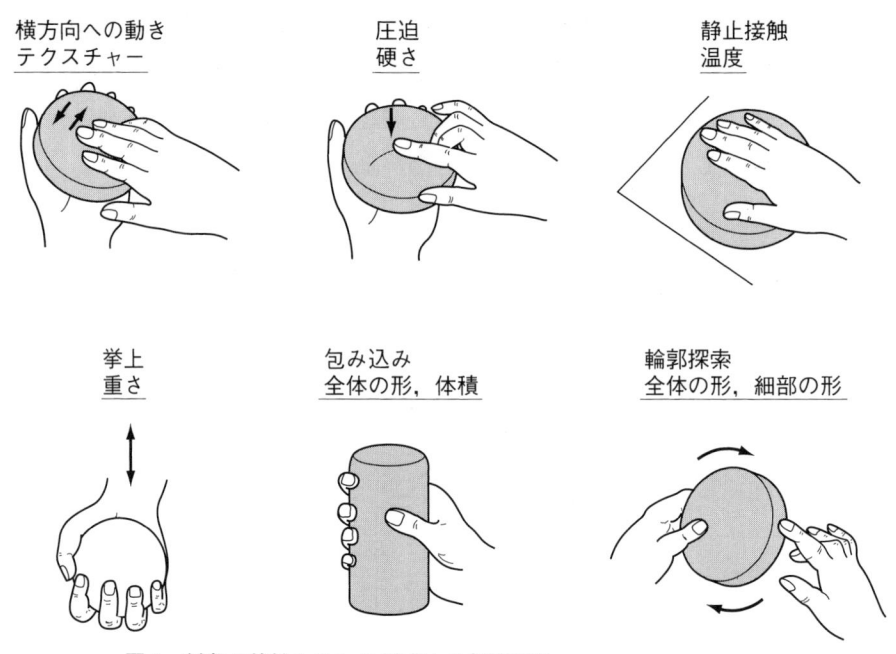

図5　対象の特性とそれに対応する探索行為
(Lederman, S. J., & Klatzky, R. L. (1987). Hand movements：A window into haptic object recognition. Cognitive Psychology 19, 342-368., 東山篤規, 他：触覚と痛み．ブレーン出版，2000．)

③主体的に触って探索し識別する遊び

　私たちは，物のどのような特性を知りたいかにより，触る構えや触る方法を変化させる．Lederman らは対象の特性とそれに対応する探索的行為をまとめている(図5)．触って探索する遊びを治療的に活用するときの参考になる．さらに，この図から主体的に触って探索する活動の多様性が手の運動の多様性をもたらす可能性も示唆できる．提示する物の素材を考えずに単に運動機能のみを引き出すような治療を行っていないであろうか．何を探索するか，そこからどのような情報を得たいかによって運動・行動が変化するという視点をもつことが重要である．

2-1-2．見る遊びの治療的活用

　脳性麻痺の子どもたちの多くが早産未熟児で生まれてきている．そのことも原因となり，視覚障害(広義の)をもつ子どもたちが急増している．視覚障害に起因し，多くの生活障害が引き起こされるため，作業療法士が視覚機能に対し治療を行うことが増えている．視覚障害はさまざまであり，まずはじめに，どのレベルの障害かを判断する必要がある(表3)．さらに，どのような視覚機能に障害をもち，それに対してどのように支援するのかを細かく分析しなければならない．ここでは見る遊びをどのように支援するのか具体的に述べる．

表3　発達障害がある子どもたちの視覚障害

視覚刺激に対して眼球コントロールが難しい	斜視，眼球運動コントロールの困難，眼振
光を網膜に送れない	白内障，遠視，近視
脳へ伝達する	未熟児網膜症，視神経の萎縮
情報処理の問題　受け取った情報の解釈	皮質性視覚障害(CVI)
その他	色盲

表4　見る，注目させる遊びの段階づけと環境の留意点

どのような順序で	環境の留意点
光 動き 色(赤，黄色，オレンジ色) 物のぼやっとした輪郭 空間・深さ 　　　　　↓発達順序	・どのような明るさ，照明の強さ，色 ・背景をどうするか　図と地(コントラスト) 　　　　　　　　どの程度混み合った状態で提示するか ・物の形・大きさ(平面のみでなく奥行きも考慮し) ・物と子どもとの位置・距離 ・子どもの姿勢

①見る，注目させる遊び

　未熟児で生まれNICUを経由した脳性麻痺の子どもたちの半数以上は，視覚の障害をもつと言われている．重度の未熟児網膜症などで光を網膜へ送ることができない状況は別として，少しでも見えている子どもたちの場合，視覚的に定位させ注視させること(中心視の発達)を促すことが重要となる．特に皮質性視覚障害をもつ場合は，著者の経験も含め回復できる可能性が示唆されており，作業療法支援が必要となる．何を見させるかは対象児により異なるが，一般的には発達順序に従った段階づけが有効と言われている．また，どのような環境で見せるのかも子どもの反応を大きく左右する要因となる．どのような環境で，何を見せるのかを吟味し活動を提供することが重要である(**表4**)．

②視覚探索を促す遊び

　視覚探索を促すためには，対象物を操作することが不可欠となる．子どもは静止した状態で対象物を探索するわけでなく，必ず対象を操作しながら見続ける．視覚操作と手の操作(触覚操作)が同時に行われることにより，はじめて対象を見続け，注意を持続させることが可能となる．治療活動においては手の操作と見ることを同時に促す必要がある．上肢，手に運動障害がある子どもの場合においても，介助により上肢，手を操作させ，それにより視覚像が変化することを視覚で捉えさせることが重要である．

表5　動く物を追う，注視点を移動し捉える遊びを支援するときの留意点

空間	方向	・追うこと，捉えることができる方向は？ 　　　左 → 右　　右 → 左 　　　上 → 下　　下 → 上 　　　手前 → 奥　　奥 → 手前　(輻輳視) 　　　その他　斜め(方向)，円，複合 ・追うこと，捉えることができる動きの規則性は？ ・正中線を越え追うことができるか？ ・方向の切り替えは可能か？(左→右→左，左→右→上 など)
	広がり	・追うこと，捉えることができる空間の左右の広がりは？ 　　　　　　　　　　　　　　　　　　上下の広がりは？ 　　　　　　　　　　　　　　　　　　奥行きの広がりは？
	個数	・注視点移行できるのは何カ所の点か？ 　　　2点の間で注視点移行可能 　　　3点の間で注視点移行可能
時間		・追うことができる速度は
その他		・物の永続性の概念

③動く物を追う，注視点を移動し捉える遊び

　動く物を追う，視点を移動させる機能の発達を促すためには，対象物，空間，時間を考慮しなければならない．対象物に関しては，①の見る，注目させる遊びを参考にし，子どもが捉えやすいものにしなければならない．空間に関しては方向，広がり，時間は移動速度であり，これらすべてを考慮し活動を提供することが重要である（表5）．

　2つ以上の対象の間で視点を移動させる注視点移行に関しても活用の仕方は同様であるが，対象者によっては追視能力と注視点移動の能力は必ずしも一致しないことが多いので，注意深く評価しなければならない．私たちはこの2つを無意識的ではあるが使い分けることで外界を的確に捉え，それに基づき手の動作を中心とした行動を起こしている．

2-1-3．動く遊びの治療的活用
①動かしてもらうことに適応する遊び

　動かしてもらうこと（受動的な運動遊び・前庭遊び）に適応できることは，重度の運動障害をもつ子どもにとっても重要である．特に動かされることにより，姿勢筋緊張を高めてしまう脳性麻痺の子どもは，家族の介助負担の増加やバギー，車椅子等の不適応につながることが多い．また，重力不安，姿勢不安をもつ学習障害児，自閉症児は粗大な運動を避ける傾向がある．そのため，発達の初期の段階において，粗大運動を通し仲間との関係を深める機会が少なくなる．障害は異なっても，動かしてもらうことに適応できないことが地域社会への進出を妨げる可能性がある．さらに，受動的に動かされることに対し身体を調整し適応していく能力は，自分で身体運動を用い，対象を操作する能力につながる．

　動かしてもらうことに適応する遊びを行う上で，考慮しなければならないことは，不快反応を引き出さないようにすること，子どもが過剰に姿勢を固定せず動きに順応できるよう，

表6　受動的な運動遊び（前庭遊び）を支援するときの留意点

提供する運動	
方　向	・上下　左右　前後　軌道性　軸性回転
幅	
速　度	
規　則　性	・刺激の方向・強さ・振幅等が規則的か，不規則か
制　御　性	・自分の意志（発声等で動きを止められるか）で制御可能か
姿勢の安定	・肢位（背臥位，腹臥位，座位，膝位，立位）
	・手での支持が可能か
	・支えがどこまで必要であり，どの程度安定しているのか
支持面の状態	・広さ，固さ，安定性
子どもの興味	・子どもが動かされることに対して意味・目的・興味をもっているか

刺激を調整し提供することが重要となる．そのための留意点を表6にあげる．

　動かしてもらうことに対しての適応が可能となった場合，いつまでも前庭刺激を中心とした他動的な刺激を与えるのではなく，自らが主体的に動いていく中で自分にとって必要な刺激が自ら取り込めるよう活動を段階づけ，適合させなければならない．

②自分から動く遊び

　三次元空間の中を自由自在に移動する能力は，家の中，家の回り，学校周辺，自転車，電車に乗って等，果てしなく広がっていく．障害があったとしても，地域に出かけ地域の中で育つことは，子どもの社会性の発達において重要である．運動障害がある子どもたちは動かされることが多く，自ら動く経験が少ない．動かされることで入ってくる感覚刺激は前庭刺激が中心であるが，自分で動くと前庭感覚の他に体性感覚が入る．この両者の感覚が統合され，はじめて動いているという感覚になる．知的に高い重度の運動障害をもつ脳性麻痺者が介護者の負担を考えず，無理な介護を依頼する場面がよくあるが，これは，動かされたことはあるが動いた経験がないことが原因であろう．椅子に座っていることはできるが，自分から座れない，立っていることはできるが，自分から立てない，歩くことはできるが，倒れることはできないという子どもたちはいないであろうか．すべて，自分から動く遊びを経験していない子どもたちであり，遊びを通して，子どもたちに自分から動く楽しさを学習させなければならない．そのためには

　1) 運動障害があったとしても，机上活動のみでなく粗大運動を用いた探索活動を取り入れる．

　2) 床から椅子，椅子から床，おもちゃを取りに行く等，何気なく介助してしまっていることを活動に取り入れる．

　3) 運動障害が重度であっても早期から自分で操作できる移動手段(クリーピングカー，歩行器，電動車いす，改良自転車)を提供する．

　4) 二次元の平面移動のみでなく，三次元空間の移動(のぼる，くぐる)も考えた活動を提供する．

ことが重要である．三次元空間を自由自在に動き回ることで奥行き，位置，方向等の空間関係も発達していく．

③自分で遊具を操作する遊び

　三輪車，自転車，ブランコといった遊具を操作する動力となるのは，自己の身体運動である．自己の運動機能が遊具に対してどのような影響を及ぼすのか，子どもは試行錯誤しながら遊具と関わっていく．自分が運動を起こし遊具が変化し，その変化を感じ取り，再び運動を修正し，遊具と関わる．このことを繰り返しながら，適切な操作を身につける．それぞれ

表7 遊具を操作する遊びに必要な能力

子どもが運動を起こす	・運動の多様性 ・運動の組み合わせ（協調性） ・運動の順序性 ・姿勢制御能力 ・筋力 ・自己の運動に対する意識
遊具の変化に対する気づき	・変化に対する気づき，どの程度の変化で気づくのか ・変化に対する対応能力 　　　姿勢制御 　　　筋力 ・自己の運動と遊具の変化との関係性の把握
運動の修正	・遊具の変化の結果，自己の運動が目的にかなっているかどうかの判断 ・どうすれば目的を達成できるのか，ideationを練り直すことができるか

の過程において要求される子どもの能力を表7にあげる．子どもの能力を評価し，どのように支援すればその遊具を子どもが操作できるのか段階づけと適合を考えなければならない．遊具の操作の中で，子どもは因果関係を学習し，自己の運動が環境に対して及ぼす影響や，未来を予測しての行動が可能となる．

2-2. 構成遊びの治療的活用

　前述したように構成遊びは，物を空間に配置し物と物とを空間的に関係づける，構成したものに意味をつける，もしくは意図をもちながら構成するという，主として2つの能力が必要となる．ここでは，物を空間に配置し，物と物とを空間的に関係づける点に限定し，説明をする．物を空間に配置するためにはまず，どこに置くのか定位することが必要となる．1つの物をある目的とする場所に置くことが構成遊びのはじまりである．その物を基点として空間的な広がり，方向性，規則性をもちながら新たな物が次々と配置され，子どもにとってある意味をもったまとまりのあるものとして誕生する．点から線，線から面，面から空間へ次元をふくらませながら物を配置させることが，構成遊びを支援する基本となる．その際，前述した見る能力（注視，注視点移行，追視能力，中心視と周辺視）が重要となる．姿勢制御が難しい脳性麻痺の子どもたちは，空間で活動した経験が少ないため，空間のイメージが乏しいことが多い．彼らは置くことはできても，そのものを基点として並べる，広げる，積み上げることに困難を示す場合が多い．そこで，要求される能力は姿勢変換，移動も含めた粗大運動を通しての空間での遊び（自分から動く遊び参照）を促すことや，視覚と上肢・手の協

応による空間での構成遊びを活動にとりいれることにより発達を支援することができる．構成遊びにおいて必要な能力と作業療法士が支援を行う際に配慮・工夫する点を表8にまとめている．

表8 構成遊びにおいて必要な能力と作業療法士が支援を行う際に配慮・工夫する点

	必要となる能力	作業療法士の配慮・工夫等
物を定位した場所に置く	・眼球運動 ・注意の集中 ・上肢機能 （reach, grasp, 空間での保持） ・release機能	・定位する場所の大きさ，距離，方向，位置 ・図と地の明確化 ・上肢空間保持，上肢を空間に保持しなくとも（机に置いたまま）可能 ・上肢機能に応じgrasp, releaseしやすい物の大きさ，形，柔らかさ
置かれている物と関連づけ，次に置く物の位置を見つける	・次元・完成物のイメージ ・視知覚 ・眼球運動（注視と追視，輻輳視） ・中心視と周辺視	・イメージできるよう置く場所，並べ方を視覚的，言語的に指示（段階づけ必要） 　線　→　方向（左右，斜め，前後），距離 　平面図形　→　形と広がり，奥行き 　空　間　→　上下 　具体的な物　→　建物，車等広がりと複雑性 ・置いてある物との関係を見比べやすいよう工夫
物を定位した場所に置く（繰り返すことで複雑な物を構成する）	物を定位した場所に置く　と同様	・物を重ねる場合は眼球運動，注意の集中，上肢機能ともより高い機能が必要となる．上肢機能は両手動作がより重要となる ・ブロック等重ねる方向が必要となる物は視知覚，触知覚がより必要となる．
置かれている物と物とに関連づけ，次に置く物の位置を見つける	置かれている物と関連づけ次に置く物の位置を見つける　と同様	
	・眼球運動（注視と追視） ・中心視と周辺視	・考慮しなければならない対象物が増え，見比べる回数が増加する．そのため，眼球運動はより高い機能が必要となる．

2-3. 社会的遊びの治療的活用

　社会的遊びの最大の特徴は，物を契機とする遊びから，人間関係を重視する遊びへの移行である．発達障害の作業療法場面で使用される遊びは，ほとんど物との遊びであり，治療者は子どもがどのように物と関係をもつかということに大きな関心をもっている．治療者との関係や兄弟との関係，仲間との関係に関心をもち，積極的に活動を展開している作業療法士は少ないであろう．

　「ごっこ遊び」を用いたとしても，子どもが活動や運動のイメージをもちやすくする手段として用いている場合が多く，役割や人間関係を重視した遊びを作業療法士が行うことはほとんどない．この原因としては，卒前教育が医学モデルに偏っていること，作業療法の中心となる対象が脳性麻痺児であること，個別治療を主としていることがあげられよう．しかし，障害をもっていても地域の幼稚園，学校で生活する子どもたちが増加している現在，作業療法士が人間関係の発達を促進する目的で社会的遊びを活用することが重要となる．そのためには，子どもに従うのみでなく，奪い合いや対立が作業療法士との間に生じさせ，そのような状況の中で子どもがいかに適応していくのかを見守ることも大切である．

（掲載した子どもの写真については，子どもとその保護者の了解を得た．）

参考文献

日本作業療法士協会：作業療法白書2000．作業療法 20（特別2号），2001．
Ellis MJ（森　楙，他・訳）：人間はなぜ遊ぶのか．黎明書房，1977．
Harrow HF, Mears C（梶田正巳，他・訳）：ヒューマンモデル．黎明書房，1985．

（加藤　寿宏）

索　引

【あ】

アームサスペンション　84
アフガン針　96
アンダリア糸　95
板目　24
ウォークラリー　146
裏目　96
エアーブラシ　105
塩酸　87
オイルカッター　54, 55, 60
オーバーヘッドスリング　91
筬　44, 45, 48, 50
表目　96

【か】

カービング　17, 18
花卉　121
画仙紙　106
鹿沼土　122
ギン　15
クーゲルバーン　166
鎖目　96
グラデーション　73
クランプ　20, 25, 27, 102
車椅子ダンス　158, 162
ゴート　15
コンテナ　127, 128

【さ】

サシガネ　25, 27
サマーヤーン　95
産業革命　43, 95
硝酸　88
スーベルカッター　15, 16, 19
スクエアダンス　158, 162
スコヤ　25
すじけびき　25
スタンディングテーブル　91
スタンピング　17, 18, 19, 20
スライサー　114
スライム　166
施釉　34, 36, 37
千切り　115, 116
千枚通し　64
綜絖　44, 45, 49, 50
蔬菜　121

【た】

鏨　87
たたら
　　──板　33
　　──作り　34, 38
チャコペーパー　54, 55
手ろくろ　33
電磁調理器　114
電動ろくろ　33
胴付き鋸　25
砥の粉　24, 27

索　引　183

とろ火　114, 116

【な】

長編み　96

【は】

バーミキュライト　122
パラシュートスカーフ　133
ハンギングバスケット　127, 128
杼　44, 49
ピートモス　122
フードプロセッサ　114
ペイントソフト　106
補色調和　74
細編み　96

【ま】

マーブリング　72, 77
柾目　24
マスキングテープ　54
みじん切り　114, 116
ミュージックデータ　132, 133
目打ち　64, 71, 80
モデリング　17
モヘヤ　44

【や】

ヤンピ　15, 20
釉バサミ　38
釉薬　33, 34, 37, 40
弱火　116

【ら】

ラップボード　109
乱切り　114, 116
リトミック　158, 159, 161
硫酸　87
類似調和　74
レイズドベッド　127, 128
ロールピクチャー　71, 72
ろくろ
　　手——　33
　　電動——　33

【略語】

CD　131, 132, 133
MD　133, 159
NDT　29
NICU　176
PRE　28
RMR　140

装幀…岡　孝治 + 菅　淳一

作業──その治療的応用　改訂第2版

1985年10月31日　　第1版第1刷　発行
2003年 5月 1日　　改訂第2版第1刷　発行
2023年 5月 1日　　　　　　第12刷　発行

編　　集　社団法人　日本作業療法士協会
発 行 者　中村　三夫
発 行 所　株式会社　協同医書出版社
　　　　　東京都文京区本郷 3-21-10　〒113-0033
　　　　　電話(03)3818-2361　ファックス(03)3818-2368
　　　　　URL　http://www.kyodo-isho.co.jp/
　　　　　郵便振替口座 00160-1-148631
印刷・製本　株式会社三秀舎

ISBN4-7639-2107-X　定価はカバーに表示してあります

[JCOPY]〈(社)出版者著作権管理機構　委託出版物〉
本書の無断複写は著作権法上での例外を除き禁じられています．複写される場合は，そのつど事前に，(社)出版者著作権管理機構（電話 03-5244-5088, FAX 03-5244-5089, e-mail: info@jcopy.or.jp）の許諾を得てください．
本書を無断で複製する行為（コピー，スキャン，デジタルデータ化など）は，「私的使用のための複製」など著作権法上の限られた例外を除き禁じられています．大学，病院，企業などにおいて，業務上使用する目的（診療，研究活動を含む）で上記の行為を行うことは，その使用範囲が内部的であっても，私的使用には該当せず，違法です．また私的使用に該当する場合であっても，代行業者等の第三者に依頼して上記の行為を行うことは違法となります．